하지 정맥류의 모든 것:
무거운 다리, 이제는 가볍게

하지정맥류 환자를 위한
친절한 가이드북

하지 정맥류의 모든 것:

무거운 다리, 이제는 가볍게

박인수
지음

하지정맥류,
처음부터 끝까지
모든 것을 알려드립니다.

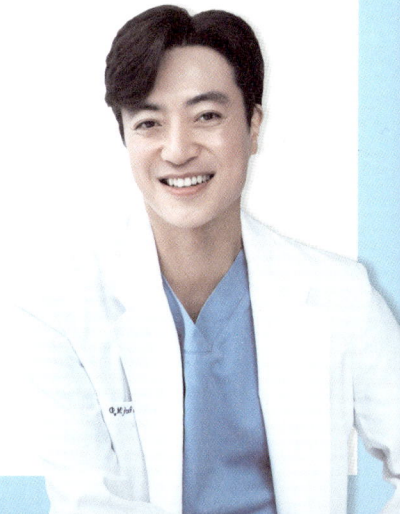

바른북스

프롤로그

다리에서 시작된 이야기, 삶의 무게를 덜어내다

저는 진료실에서 매일 다리가 불편하신 분들을 만납니다. 대부분은 다리 정맥 순환의 문제로 불편을 호소하시거나, 외관상 혈관이 도드라져 보이는, 말 그대로 하지정맥류 증상으로 진료실을 찾으십니다. 지금까지 이러한 이유로 제 진료실을 찾아오신 분들이 3만 명을 조금 넘습니다. 내원한 환자분들을 상담하고 초음파 검사를 직접 시행해 왔습니다. 수술이나 시술 등 치료를 받고 확인 검사를 위해 다시 찾아오시는 경우가 훨씬 더 많기에, 그분들까지 합하면 제가 지금까지 진료한 횟수와 시행한 초음파 검사는 대략 10만 회를 조금 웃돕니다. 제가 태어나서 지금까지 식사한 횟수의 두 배가 넘는 수치입니다. 돌이켜보면 지난 시간 동안 무리할 정도로 잘해보고 싶은 마음에 앞만 보고 열심히 진료하고 몰입하며 살아온 것 같습니다.

 의사이든 아니든 우리는 흔히 '하지정맥류'라는 용어를 사용합니다. 그러나 의학적 관점에서는 '하지정맥류'보다는 '만성정맥질환'이라는 표현이 더 포괄적이고 적절합니다. 어쨌든 이러한 만성정맥질환, 혹은 하지정맥류로 병원을 찾으셔서 진료를 받고 외과적 시술이나 처치를 받으시는 환자분들은 매년 증가하는 추세입니다. 특히 하지정맥류는 '삶의 질'과 밀접하게 연관된, 소위 선진국형 질환입니다. 이미 선진국 반열에 오른 우리나라는 삶의 질과 웰빙에 대한 관심이 높고 의료 접근성이 뛰어나 이 질환이 과거보다 훨씬 주목받는 환경에 놓여 있다고 할 수 있습니다.
 그러나 안타깝게도 하지정맥류와 관련된 국내 서적을 찾아보면, 전문적인 의학서적이 아닌 한 마땅한 책을 찾기 어렵습니다. 마사지와 연관된 일부 도서가 눈에 띄기는 하지만, 하지정맥류를 주제로 전문의가 일반인도 쉽게 읽고 이해할 수 있도록 집필한 책은 아직 없는 듯합니다. 수많은 혈관외과 선배 의사들께서도 이러한 책을 아무도 쓰지 않으신 사실이

솔직히 의아했습니다. 아마도 통증이나 디스크 질환처럼 환자 수나 유병률이 높은 편도 아니고, 생명과 직접적으로 연관된 질환이 아니기 때문에 선배 의사들께서 책 집필까지는 염두에 두지 않으셨던 듯합니다.

그래서 비록 제 경험이 미천하지만, 아무도 하지 않으셨으니 제가 한번 해 보자는 마음으로 책을 쓰기로 결심했습니다. 저보다 경험이 풍부하신 선배 의사들께서 보시기에 부족하고 보완할 점이 많으리라 생각합니다. 부족하더라도 "누군가는 해야 했지만 미루어 두었던 일을 후배가 맡았구나" 하고 너그러이 봐 주시고, 아낌없는 피드백을 주신다면 더없이 감사하겠습니다.

이 책을 집필하는 바람은 다음과 같습니다. 첫째, 하지정맥류라는 질환을 보다 많은 분들이 쉽게 이해하시기를 바랍니다. 둘째, 잘못 알려진 정보나 오류가 바로잡히기를 바랍니다. 저는 최대한 객관적으로, 이미 밝혀진 의학적 근거에 기반하여 설명드리고자 하지만, 제 경험에서 우러난 주관적 견해도 일부 포함될 수 있습니다. 이 책은 전문가를 위한 의학적 고찰서라기보다는, 하지정맥류가 궁금한 일반인들도 어렵지 않게 읽으실 수 있도록 구성하고자 합니다.

   한국의 하지정맥류 환자분들께서 무거운 다리로부터 해방되어 보다 가벼운 삶을 누리시는 데 조금이나마 도움이 되기를 바라며 이 책을 씁니다.

2025년 10월
박인수

목차

프롤로그
다리에서 시작된 이야기, 삶의 무게를 덜어내다

1장 | 개론

 다리 속의 숨은 병, 하지정맥류

- **017**　하지정맥류, 이름 뒤에 숨은 더 큰 질환
- **021**　동맥과 정맥, 두 갈래 길
- **024**　정맥이 보내는 위험 신호
- **028**　보이지 않는 뿌리, 대복재정맥? 소복재정맥? 관통정맥?
- **032**　하지정맥류, 0기에서 6기까지의 과정

2장 | 원인

 다리 속 정맥 혈관, 무엇이 병을 키우는가

- **039** 하지정맥류, 피할 수 없는 유전의 그림자
- **042** 하지정맥류, 막을 수 있을까? 생활 속 예방 습관
- **046** 교사·승무원·운동선수…직업별 하지정맥류 이야기
- **052** 임신과 출산, 왜 하지정맥류를 부르는가
- **055** 비만과 운동 부족, 다리에 미치는 치명적 영향
- **057** 운동은 좋은가, 나쁜가? 다리 건강의 진실
- **061** 외상과 노화, 시간이 남기는 흔적
- **063** 마사지부터 하이힐까지, 하지정맥류 환자들의 궁금증
- **066** 나이에 상관없이 찾아올 수 있다!

3장 | 증상

 하지정맥류, 몸이 보내는 다양한 신호들

- **073** 다리가 무거운 이유, 척추 때문일까 정맥 때문일까
- **075** 밤마다 찾아오는 경련쥐남, 오금이 당기는 이유
- **077** 찌릿찌릿 전기가 흐르는 듯, 다리 저림의 정체
- **079** 겉으로 보이는 혈관 돌출, 속에서는 이미 진행 중이다
- **081** 저녁마다 붓는 다리, 생활습관과 정맥의 신호
- **083** 생각지도 못한 하지정맥류의 신호
- **086** 정맥이 모든 통증의 원인은 아니다
- **089** 혈관이 튀어나오지 않아도 하지정맥류일 수 있다

4장 | 병원 가기

 검사에서 병원 선택까지, 진료 전에 필요한 모든 것

- **095** 눈으로 보고, 손으로 만지고, 귀로 듣는 진료
- **097** 도플러 초음파검사란? CT검사는 필수는 아니다
- **100** 초음파 검사, 병원마다 다른 시스템의 현실
- **105** 대학병원 vs 개인병원, 하지정맥류 환자의 현실적인 선택
- **111** 하지정맥류, 어느 과를 찾아가야 할까?
- **113** 수술 비용, 보험 적용이 될까?

5장 | 치료하기

하지정맥류, 원리에서 최신 수술까지

- **117** 치료는 꼭 해야 할까? 안 하면 어떻게 되나?
- **121** 하지정맥류와 압박스타킹, 뗄 수 없는 동행
- **127** 하지정맥류 수술의 원리, 어떻게 진행되나
- **131** 발거술스트리핑, 고전적이지만 여전히 의미 있는 수술법
- **133** 레이저와 고주파, 하지정맥류 치료의 표준이 되다
- **135** 비열치료, 통증은 줄이고 회복 속도는 높인 3세대 수술법
- **137** 나에게 맞는 하지정맥류 수술법은 무엇일까
- **140** 혈관경화요법의 원리와 한계, 그리고 활용 범위
- **143** 하지정맥류 수술, 마취는 어떻게 하나?
- **146** 수술 후, 어떻게 회복하고 관리해야 할까?
- **151** K-의료, 하지정맥류 치료에서도 글로벌 넘버원

6장 | 관리

 예방에서 관리까지, 다리를 지키는 생활습관

- 159   작은 습관의 힘, 정맥 건강을 지키는 길
- 161   움직임이 혈관을 살린다, 운동의 놀라운 유익성
- 163   서서 일하는 사람들의 숙명, 다리를 지키는 방법
- 165   하지정맥류에 좋은 음식, 정말 있을까?
- 167   먹는 약과 압박스타킹, 하지정맥류 관리의 두 축

7장 | FAQ

 불안함을 풀어주는 하지정맥류 Q&A

- 173   하지정맥류는 꼭 수술해야 하나요?
- 176   남성도 하지정맥류가 생기나요?
- 177   수술하면 재발은 되지 않나요?
- 179   사우나와 찜질은 해도 괜찮을까요?
- 180   하지정맥류 때문에 피부가 가려울 수 있나요?
- 181   수술 후 비행기를 타도 되나요?
- 183   임신을 계획하고 있다면 수술은 언제 하는 게 좋을까요?

8장 | 사례

 다리 위의 사연, 마음에 남은 이야기들

- **190** 30년 고통 끝에 찾아온 기적 같은 변화
- **193** 조용한 환자, 오래 남은 감사
- **195** 울음으로 시작된 진료, 남겨진 쓸쓸함
- **198** 호의와 책임 사이에서

9장 | 보험

 하지정맥류, 돈과 제도의 뜨거운 감자

- **206** 하지정맥류와 보험, 어디까지 보장되나
- **212** 하지정맥류 수술비, 왜 병원마다 다를까?

에필로그
환자가 원하는 치료, 의사가 배워가는 길

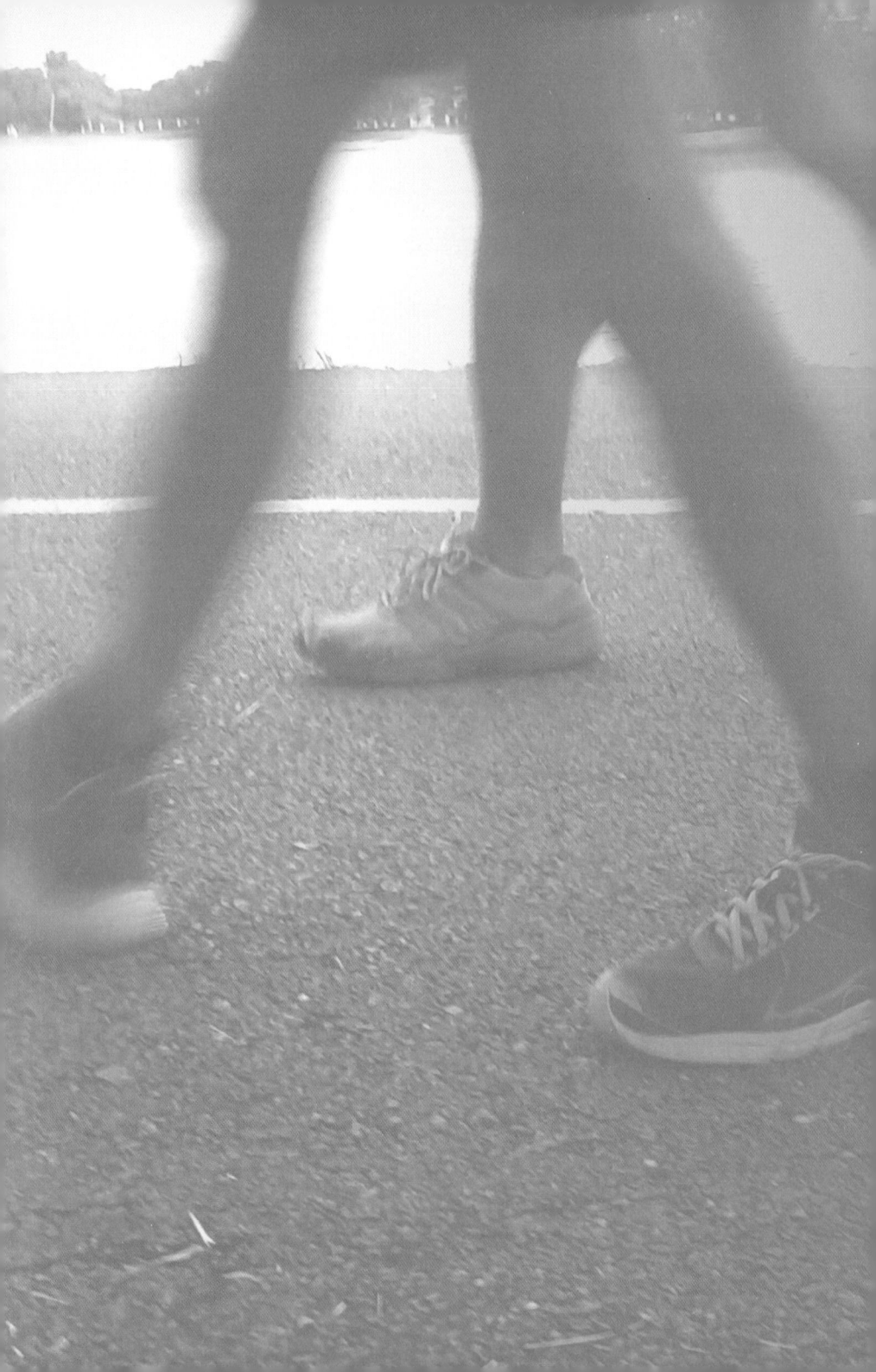

1장 개론

다리 속의 숨은 병, 하지정맥류

하지정맥류, 이름 뒤에 숨은 더 큰 질환

하지정맥류란 글자 그대로 번역하면 下肢靜脈瘤, 즉 하지下肢의 정맥靜脈 혈관에 생긴 덩어리, 혹瘤을 뜻한다. 말 그대로 다리 정맥 혈관에 생긴 혹인 셈이다. 다시 말해, 외관상 울퉁불퉁하게 튀어나온 혈관 덩어리를 눈에 보이는 그대로 표현한 의학 용어이다. 마땅한 검사 장비가 없던 시절, 직관적으로 눈에 보이는 대로 표현하기 위해 오래전부터 사용된 용어라 할 수 있다.

의학적으로 설명을 조금 더 보태자면, 하지정맥류는 포괄적인 개념에서 볼 때 다리에 튀어나온 정맥이 있는 경우를 지칭한다. 따라서 외관상 혈관이 심하게 튀어나오지 않은 경우까지 충분히 대변하지는 못한다. 이러한 광범위한 개념까지 포함하는 의학적 용어는 '만성정맥질환Chronic Venous Disorder'이다. 실제로 사람에 따라 외관상 혈관이 뚜렷하게 튀어나오지 않았음에도 불구하고 다리에 통증이 동반되고, 초음파 검사에서 정맥 역류 소견이 확인되는 경우가 제법 많다.

아주 오래전, 초음파가 개발되기 전에는 눈으로만 하지정맥류를 진단하고 울퉁불퉁한 혈관을 수술해 왔다. 이후 의술이 발달하면서 보다 포괄적인 개념인 '만성정맥질환'이라는 진단명이 생겼지만, 예전부터 겉모습만 보고 '하지정맥류'라 부르던 관례가 워낙 커서 오늘날에도 의사들조차 만성정맥질환이라는 표현보다는 하지정맥류라는 용어를 더 많이 사용한다. 환자들에게도 쉽고 편하기 때문이다.

다만, 앞서 말했듯 하지정맥류는 만성정맥질환보다 좁은 개념으로, 형태학적 이상이 뚜렷한 상황만을 표현하는 한계가 있다. 예를 들어 내부 정맥은 이미 기능에 문제가 생겼는데 외관상 아직 멀쩡해 보이는 경우, 작은 실핏줄만 보이는 모세혈관확장증이나 망상정맥류가 있는 경우, 다리가 붓는 경우, 더 심해져 피부염이 동반되는 경우, 심지어 피부가 썩어 궤양이 생기는 경우까지 다양한 양상을 보이는 만성정맥질환이 존재한다. 그러나 '하지정맥류'라는 표현은 이 중에서도 울퉁불퉁한 혈관이 겉으로 드러나는, 즉 눈에 가장 쉽게 띄는 상태만을 지칭하는 데 국한된다.

그럼에도 불구하고 하지정맥류라는 용어가 대표적으로 사용되고 있으며 앞으로도 그럴 가능성이 크다. 저 역시 이번 책에서 하지정맥류와 만성정맥질환이라는 용어를 혼용하여 사용할 것이다.

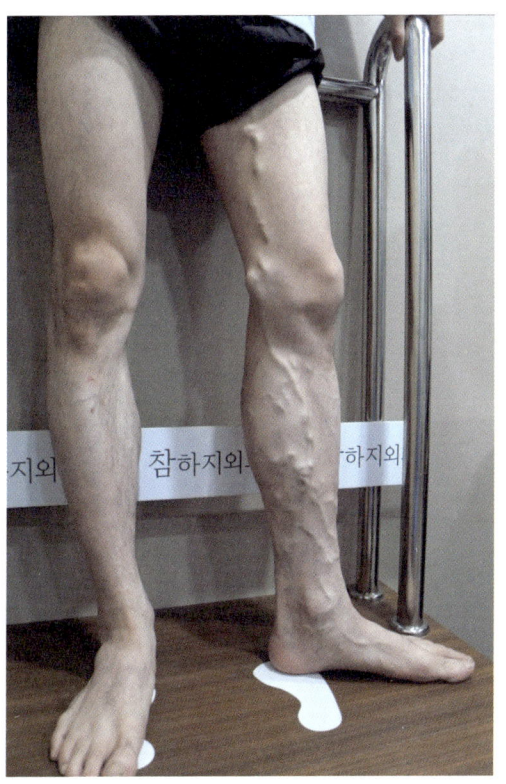

하지정맥류 환자의 다리 사진

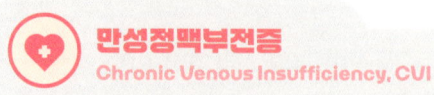

만성정맥부전증
Chronic Venous Insufficiency, CVI

또 하나의 용어로 '만성정맥부전증Chronic Venous Insufficiency, CVI'이 있다. 이는 뒤에서 다시 보완 설명하겠지만, 쉽게 말해 단순한 하지정맥류를 넘어 정맥의 기능에 문제가 발생한 단계, 즉 '기능부전'이 동반된 상태를 뜻한다. 구체적으로는 단순히 울퉁불퉁한 외관상의 문제를 넘어 다리가 붓거나 피부염이 생기거나 피부가 썩어 들어가는 등 합병증이 나타나는 하지정맥류의 중증 단계이다.

일부 의료기관에서는 만성정맥부전증이라는 용어를 하지정맥류 초기부터, 혹은 미세한 혈관 역류가 있을 때에도 사용하는 경우가 있는데, 이는 엄밀히 말해 잘못된 표현이다. 만성정맥부전증CVI은 극히 심한 단계의 하지정맥류를 지칭하는 용어이다.

동맥과 정맥, 두 갈래 길

하지정맥류의 모든 것

우리 몸의 혈관은 크게 두 가지가 있다. 바로 동맥과 정맥이다.

심장을 기준으로 했을 때, 동맥은 심장에서 시작되어 나가는 혈관으로 영양분과 산소가 풍부한 깨끗한 혈액을 우리 몸 구석구석의 조직과 세포에 전달한다. 반면 정맥은 조직과 세포에서 나온 혈액이 심장으로 되돌아가는 길로, 상대적으로 영양분과 산소는 적고 노폐물이 많은 혈액을 이동시킨다.

동맥과 정맥은 구조와 기능에서 여러 가지 차이가 있다. 동맥은 심장의 강력한 압력을 직접 전달받기 때문에 혈류 속도가 빠르고 혈관이 굵고 단단하다. 반대로 정맥은 심장의 압력과 에너지가 대부분 소모된 상태에서 혈액이 흐르므로 강하게 흐르지 못하고, 훨씬 천천히 '스물스물' 흘러간다. 우리 몸의 혈액 대부분은 이런 느린 흐름을 보이는 정맥 혈관 내에 분포하는데, 특히 중력의 영향을 많이 받는 다리의 정맥에 집중되어 있다. 쉽게 말해 정맥혈관이 동맥혈관보다 양적으로 더 많다고 할 수 있다.

여기서 하지정맥류와 연관된 다리의 정맥을 좀 더 자세히 들여다보자. 앞서 말했듯 정맥은 심장처럼 강력한 압력을 제공받지 못한다. 특히 다리의 정맥은 혈액이 중력을 거슬러 올라가야 심장까지 되돌아갈 수 있다. '꾸역꾸역 스물스물' 밀려 올라간다고 생각하면 된다. 이때 혈액을 위로 밀어 올리는 힘은 다리의 움직임, 즉 근육에서 나온다. 정맥혈관은 다리 근육 내부를 통과하는데, 근육이 수축하고 움직일 때 정맥이 눌리며 혈액을 짜주는 역할을 한다. 이 근육 펌프 작용이 하지 정맥혈액 순환에 무척 중요한 역할을 담당한다.

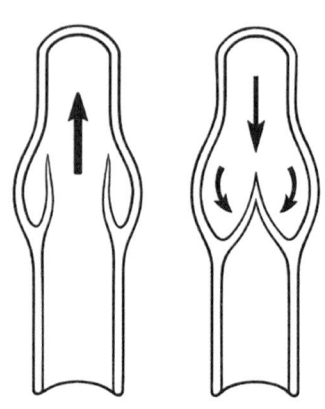

정맥 혈관 내 혈액의 흐름과 판막의 기능

또한 정맥 안에는 혈액이 중력을 거슬러 심장 쪽으로만 흐르도록 도와주는 '판막'이 있다. 판막은 올라가는 혈액만 통과시키고, 내려오는 혈액은 차단하는 역할을 한다. 이 판막이 제 기능을 하지 못하면 혈액이 심장으로 잘 올라가지 못하고 거꾸로 아래로 '역류'하게 된다. 판막의 고장과 이로 인한 역류 현상이 바로 하지정맥류의 핵심이다. 역류! 역류! 역류가 문제의 시작이다.

반면 상체, 즉 팔의 정맥은 심장까지의 거리가 짧다. 손끝의 정맥 혈액은 발끝의 정맥 혈액보다 심장으로 되돌아가기가 훨씬 쉽다. 조금만 손을 들어 올려도 심장보다 높아지기 때문에 역류가 잘 생기지 않는다. 따라서 상지정맥류는 발생하기 어렵다.

동맥은 심장의 강한 압력을 견디기 위해 혈관벽이 두껍고 단단하다. 근육 성분이 많아 잘 늘어나지도 않고 쉽게 버틴다. 반면 정맥은 지나치게 단단하면 속도가 느린 정맥혈액 이동에 장애가 될 수 있어, 혈관벽이 얇고 유연하며 잘 늘어나는 구조다. 즉, 확장이 쉽게 일어난다. 그런데 만일 정맥이 과하게 늘어나면 어떻게 될까? 바로 하지정맥류가 된다. 울퉁불퉁한 하지정맥류는 결국 혈관이 지나치게 늘어난 결과물이다.

마지막으로 한 가지 덧붙이자면, 동맥 순환에 작용하는 약과 정맥 순환에 작용하는 약은 다르다. 흔히 혈액순환제를 모두 같은 약으로 생각하지만, 실제로는 동맥순환제와 정맥순환제가 엄연히 구분되어 있다.

정맥이 보내는
위험 신호

정맥은 기본적으로 얇고 잘 늘어난다. 동맥과 달리 근육 성분이 적다. 이는 느리게 흘러가는 정맥혈이 최대한 저항 없이 전달되도록 하기 위해서인데, 저항이 없으려면 혈관이 흐물흐물하고 말랑말랑해야 하기 때문이다.

그러나 모든 일이 그렇듯, 과유불급이다. 정맥혈관이 지나치게 늘어나면 어떻게 될까? 판막이 제 기능을 하지 못할 정도로 늘어나면서 혈액의 역류는 점점 심해지고, 혈관은 점점 더 확장된다. 어느 순간 혈관이 아예 퍼지면서 혈액이 거의 정체되기 시작한다. 정맥은 좁아지지 않는 것이 중요하지만, 반대로 너무 넓어져도 문제가 된다. 지나치게 늘어난 정맥은 혈액이 흐르지 못하고 마치 물주머니처럼 고여 정체되기 시작한다. 그리고 혈관이 늘어날수록 벽은 더욱 얇아지고 탄력을 잃으며, 결국 계속 늘어나는 악순환에 빠지게 된다.

급기야 고인 물이 썩듯이, 정체된 정맥혈이 얇아지고 약해진 혈관 밖으로 새어 나오게 된다. 이 과정에서 주변 조직으로 수분이 빠져나가면서 부종이 생기고, 염증 반응이 발생하며 다양한 통증과 가려움 같은 증상을 유발한다. 이렇게 이상해지고 늘어난 혈관이 피부 겉으로 드러나면 바로 울퉁불퉁한 하지정맥류가 된다. 반대로 피부가 두껍거나 질겨 정맥이 피부 깊숙이 위치해 있다면 겉으로는 잘 보이지 않지만 내부에서는 정맥이 늘어나 증상을 유발하는 '보이지 않는 하지정맥류'가 된다. 이런 경우에는 눈으로 확인할 수 없기 때문에 반드시 초음파로 진단해야 한다.

늘어나고 얇아진 정맥은 튼튼하지 못하다. 혈관 조직이 약해지면서 혈액 속 혈장 성분이 혈관 밖으로 새어 나와 주변 조직에 염증 반응을 일으킨다. 이 과정에서 부종이 발생할 수 있고, 혈장 속 적혈구가 조직에 스며들어 색소침착을 유발하기도 한다. 또한 염증 세포가 증가하면서 각종 염증 물질과 사이토카인이 분비되어 가려움, 통증, 저림, 경련 등의 증상이 나타날 수 있다.

상태가 더 악화되면 주변 피부가 괴사하거나 궤양이 생겨 썩어

들어가기도 한다. 심한 경우 혈관이 완전히 망가지면서 고인 혈액이 굳어 혈전을 형성하거나, 염증이 겹쳐 혈전염이 발생하기도 한다. 최악의 경우 혈전이 광범위하게 퍼져 심부정맥혈전증을 유발하며, 드물지만 폐동맥색전증으로 진행하여 혈전이 폐동맥을 막아버리면 호흡 곤란으로 생명이 위태로운 상황에 이를 수도 있다.

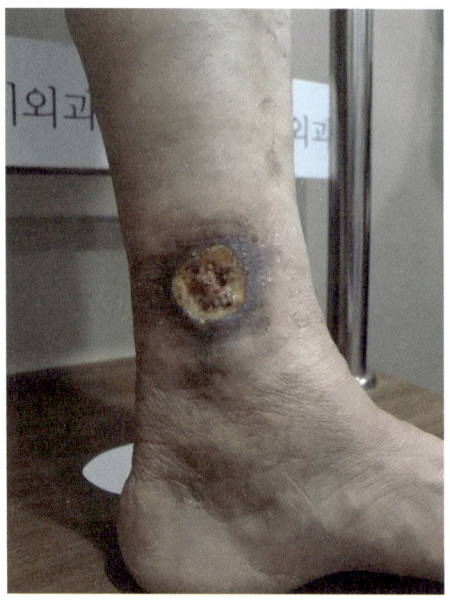

궤양이 생긴 사진

심부정맥혈전증이란?

심부정맥혈전증이란 말 그대로 심부, 즉 깊은 곳에 있는 정맥 혈관에 혈전이 생기는 질환으로, 응급 질환으로 분류된다. 심부정맥은 통상적으로 다리의 슬와정맥과 대퇴정맥을 주로 일컫는다. 슬와정맥 이하 부위, 즉 종아리의 상대적으로 작은 심부정맥에 혈전이 일부 발생한 경우에는 큰 문제 없이 넘어가기도 한다. 그러나 슬와정맥 상부의 대퇴정맥에 혈전이 존재할 경우, 중요한 혈관이 막히는 질환이 되어 다리가 갑자기 하루아침에 심하게 붓고, 걷기조차 불편할 정도의 통증이 생길 수 있다.

가장 무서운 점은 혈전 덩어리가 다리에만 머무르지 않고 혈류를 타고 온몸으로 퍼져, 결국 폐동맥으로 올라가는 경우이다. 이때 발생하는 합병증이 바로 폐동맥색전증인데, 혈관이 막히면서 호흡 곤란을 일으켜 생명이 위태로울 수 있는 무서운 질환이다. 따라서 하지정맥류와 관련해 가장 주의해야 할 합병증은 바로 심부정맥혈전증이다.

그러하기에 하지정맥류는 단순히 미용상의 문제가 아니라 치료가 필요한 '질환'으로 분류된다. 다만 병이 서서히 진행하고 초반에는 통증이 없는 경우가 많아 환자들이 경각심을 갖지 못하고, 결국 방치하는 경우가 흔하다.

보이지 않는 뿌리, 대복재정맥? 소복재정맥? 관통정맥?

앞서 정맥의 변화와 고장으로 인해 하지정맥류가 생기는 과정을 설명드렸다. 그렇다면 어떤 정맥에서 문제가 생기는 것일까? 모든 정맥에서 하지정맥류가 발생할 수 있는 것일까? 다행히도 하지정맥류가 생기는 정맥은 거의 정해져 있다. 대표적으로 두 가지, 바로 대복재정맥과 소복재정맥이다. 복재정맥 가운데 긴 것이 대복재정맥, 짧은 것이 소복재정맥이다. 양쪽 다리에 각각 있으므로 우리 몸에는 총 2개의 대복재정맥과 2개의 소복재정맥이 존재한다.

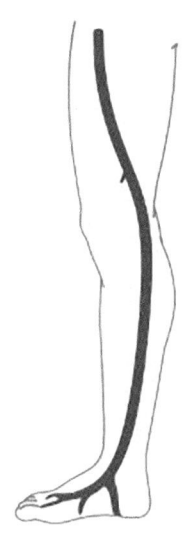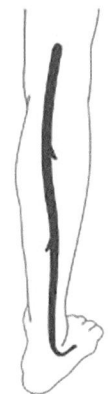

대복재정맥, 소복재정맥

대복재정맥은 사타구니 부위에서 시작되어 허벅지, 무릎, 종아리 안쪽을 따라 발목 안쪽까지 내려오는 긴 혈관이고, 소복재정맥은 무릎 뒤 오금 부위에서 시작되어 종아리 뒤쪽과 뒤꿈치로 이어지는 상대적으로 짧은 정맥이다.

앞서 설명했듯 판막이 고장 나고 역류가 심해지면 정맥 혈관이 과도하게 늘어나 하지정맥류가 된다. 이러한 현상이 바로 이 두 정맥에서 주로 나타나는 것이다. 시간이 지나면서 이 혈관들이 문제가 되면 주변 혈관으로도 영향을 미쳐 가지치기처럼 퍼져 나간다. 나무를 떠올려 보면, 중앙의 굵은 줄기에 나뭇가지들이 뻗어 있듯이 복재정맥이라는 굵은 줄기가 고장 나고 늘어나면 결국 그 가지들까지 고장이 나고 늘어나게 된다. 그 결과 가지 정맥류가 여기저기 늘어나 울퉁불퉁한 정맥류 열매들이 자라나는 모습을 상상하면 된다.

이 과정에서 가지치기가 일어나기 전, 즉 뿌리줄기인 복재정맥만 고장이 난 상태가 있는데, 이런 경우에는 겉으로 특별히 튀어나온 혈관이 보이지 않더라도 다리가 아픈 증상이 나타난다. 바로 '숨어 있는 하지정맥류' 단계이다. 그래서 앞서도 강조했듯 하지정맥류의 진단은 눈으로만 하는 것이 아니라 반드시 초음파로 확인해야 한다.

추가적으로, 관통정맥에서 기인한 하지정맥류도 있다. 앞서 언급한 두 복재정맥과 달리, 관통정맥은 위치가 정해져 있는 혈관이 아니다. 해부학적 구조가 사람마다 조금씩 다르기 때문에 근육 속에서 피부 쪽으로 '갑자기 튀어나오는' 혈관이라고 할 수 있다. 어디에나 존재할 수 있지만, 보통 종아리 안쪽이나 발목 안쪽에서 가장 흔하며, 종아리 뒤쪽 바깥이나 허벅지 바깥에서도 나타날 수 있다.

문제는 경험이 부족한 검사자가 초음파를 할 경우, 이러한 관통정맥에서 기인한 정맥류를 놓치고 복재정맥만 확인한 뒤 정상이라고 판독하는 경우가 있다는 점이다. 특히 관통정맥은 짧고 작아서, 환자가 서 있지 않고 누워 있는 상태에서 검사를 하면 발견하기 어렵다. 따라서 반드시 밝은 곳에서 의사가 직접 환자가 선 상태의 다리를 눈으로 살펴보면서 초음파 검사를 시행해야 보다 정확한 진단이 가능하다.

하지정맥류, 0기에서 6기까지의 과정

하지정맥류도 진행 단계에 따른 분류가 존재한다. 흔히 CEAP classification이라고 부르는데, 하지정맥류의 형태학적 단계를 기준으로 분류한다. 완벽한 분류법은 아니지만 현재 전 세계에서 가장 보편적으로 통용되는 표기법이다. 이 중 C stage에 따라 0기에서 6기까지 구분된다.

우선 0기는 외관상 멀쩡한 단계이다. 즉 겉으로는 아무런 이상이 보이지 않는다. 그러나 눈에 보이는 것이 전부가 아니므로, 내부적으로는 이미 문제가 있을 수도 있다. 1기는 외관상 작은 실핏줄들이 보이는 단계이다. 그리고 2기는 우리가 흔히 알고 있는, 외관상 튀어나온 울퉁불퉁한 혈관이 보이는 단계이다. 2기까지는 겉으로 확인은 되지만 순환은 그럭저럭 유지되어 버티는 단계라고 할 수 있다.

3기부터는 만성정맥부전Chronic Venous Insufficiency, CVI으로 분류되며, 순환에 문제가 생겨 다리가 붓는 단계이다. 즉, 겉모습과 무관하게 다리가 붓는다면 3기로 분류된다. 이후 더 심해지면 피부가 상하기 시작하는 4기에 도달한다. 색소침착, 정맥성 피부염, 지방경화증, corona phlebectatica 등으로 불리며, 쉽게 말해 피부가 병처럼 변해가는 단계이다. 더 진행하면 피부가 썩는 궤양이 발생하는데, 5기와 6기로 나뉜다. 궤양이 활동성이면 6기, 비활동성이면 5기로 분류한다.

병원을 찾는 환자들은 대부분 1기나 2기 단계가 가장 많다. 다행히도 우리나라는 의료 접근성이 뛰어나 5기나 6기 궤양 단계가 되어서야 병원에 내원하는 경우는 외국에 비해 훨씬 적다. 반면 외국에서는 정맥성 궤양이 제법 심각한 문제로 다뤄진다. 제때 치료받지 못하는 경우가 많아 실제로 해외 학회에서 만나는 외국 환자들의 궤양은 한국 환자들과 비교할 수 없을 정도로 훨씬 심각한 경우가 많다.

그럼에도 불구하고 치료 시기를 놓치거나 미루다 2기에서 더 진행해 3기, 4기로 넘어가는 경우도 종종 있다. 가장 큰 이유는 딱히 불편하지 않기 때문이다. 드물지만 수술이 두려워 미루는 경우도 있다. 겉으로 보이기는 하지만 통증이 심하지 않고, 수술이 무서워 방치하다 일이 커지는 것이다. 흔히 말하는 '호미로 막을 것을 가래로 막는다'는 상황이 된다.

사실 뒤에서 다시 다루겠지만, 덜 심할 때 치료하는 것이 여러 모로 유리하다. 1, 2, 3기는 치료가 비교적 쉽고 재발도 적다. 반면 4, 5, 6기는 치료가 복잡하며 한 번에 해결되지 않는 경우가 많고 재발률도 높다.

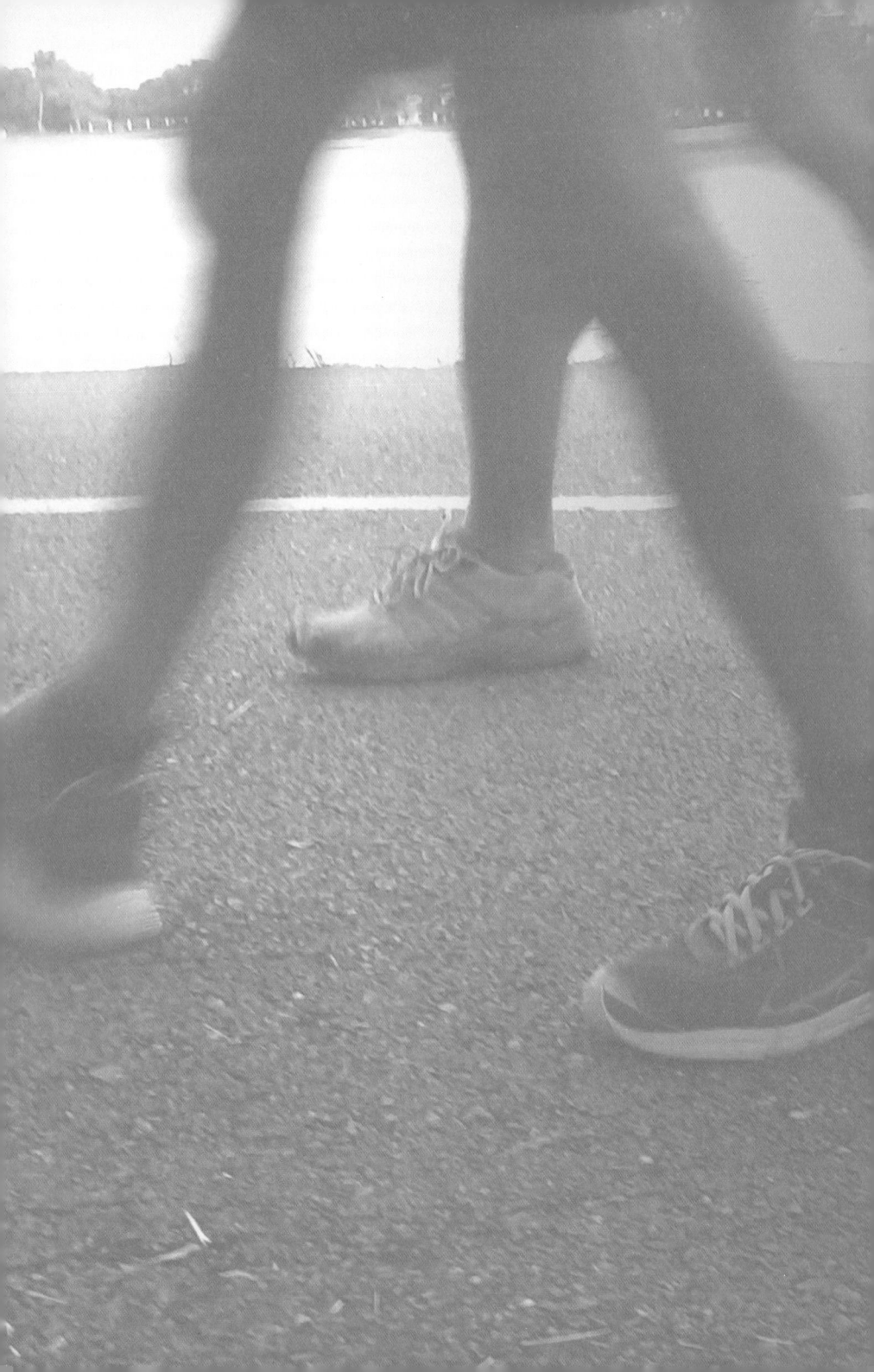

2장 원인

다리 속 정맥 혈관, 무엇이 병을 키우는가

하지정맥류, 피할 수 없는 유전의 그림자

그렇다면 하지정맥류는 왜 생기는 것일까? 진료실에서 환자들이 가장 많이 묻는 질문이기도 하다.

첫째로, 유전적인 원인이 상당히 크다. 사실상 거의 90% 이상이라고 본다. 하지정맥류 유전자가 없는, 튼튼한 정맥을 타고난 사람이라면 아무리 서서 일해도, 아무리 비만해져도 하지정맥류가 전혀 생기지 않는 경우가 많다. 반대로 유전자를 가지고 태어난 사람이라면, 날씬한 몸매에 건강관리를 열심히 하고, 특별히 서서 힘들게 일한 적이 없어도 20대부터 혈관이 튀어나오는 경우가 있다.

사실 인간의 몸에 생기는 대부분의 질환에는 유전적 요인이 작용한다. 물론 관리를 통해 피할 수 있는 질환도 많고, 대부분의 질환은 유전만의 영향이 아니라 여러 요인이 복합적으로 작용해 생기는 것이 정설이다. 그러나 유전적 요인이 강한 질환은 무엇을 해도 피하기 어려운 경우가 많다. 쉽게 말해, 생길 사람은 결국 생기고, 안 생길 사람은 아무리 위험 요인이 있어도 잘 생기지 않는다. 억울하고 맥빠지는 이야기 같지만, 하지정맥류가 대표적으로 그런 질환이다. 실제로 환자들의 가족력을 살펴보면 부모님이나 조부모님께서 하지정맥류를 앓았던 경우가 많다.

만일 10대 중학생이나 고등학생 시절부터 이미 다리가 불편하고 혈관이 튀어나와 있었다면 이는 분명 유전적 원인이다. 또한 20~30대부터 경미하게 증상이 나타났다면 역시 유전적 배경이 크다고 볼 수 있다. 다만 젊었을 때는 증상이 없다가 50대 이후 혈관이 튀어나오기 시작했다면, 유전적 요인과 함께 환경적 요인이 더해졌다고 볼 수 있다.

꼭 짚고 넘어가야 할 것이 장시간 서서 일하는 것과의 연관성이다. 이 부분은 환자들에게 특히 자세히 설명하고 싶은 주제이다. 오래 서서 일하는 사람들이 하지정맥류에 더 잘 걸리는가? 결론적으로는 '그렇다'이다.

좀 더 구체적으로 말하자면, 하루 6시간 이상 서서 근무하는 경우 다리가 붓고 아프며 불편할 가능성이 높다. 즉, 같은 정도의 하지정맥류를 가진 사람이라도 휴식 시간을 충분히 갖고, 적절히 운동을 하며, 특별히 오랜 시간 서서 일하지 않는 사람은 다리가 덜 붓고 불편감이 적어 병원에 올 가능성이 낮다. 반대로 긴 시간을 서서 일하고, 힘들어도 잘 쉬지 못하며 계속 서서 일해야 하는 사람이라면 다리가 더 많이 붓고 아프며, 결국 병원을 찾게 될 가능성이 훨씬 높아진다. 결국 증상이 심해지고 병원을 찾을 가능성이 많아지므로 진단과 치료까지 이어질 가능성도 서서 일하는 사람들에게 더 높아질 수밖에 없다.

다만, 근로자의 상당수가 서서 일하고 있지만 하지정맥류가 없는 사람이 훨씬 많다. 그렇기 때문에 '서서 일한다고 해서 반드시 하지정맥류가 생기는 것은 아니다'라는 점도 함께 이해해야 한다.

하지정맥류, 막을 수 있을까? 생활 속 예방 습관

앞서 말했듯 하지정맥류는 유전적 원인의 영향이 크다. 쉽게 말해, 생길 사람은 무엇을 해도 생기고, 안 생길 사람은 무엇을 해도 생기지 않는 경우가 대부분이다.

그렇다면 예방은 불가능할까? 인터넷에 '하지정맥류 예방'이라고 검색하면 다양한 글과 영상이 쏟아져 나오지만, 시원하게 납득할 만한 방법은 없다. 현실적으로 불가능하지만, 정말 완벽한 방법이 하나 있기는 하다. 바로 물구나무 서서 생활하는 것이다. 하지정맥류는 다리 정맥의 혈액이 심장으로 잘 올라가지 못하고 다리에 정체되면서 발생하므로, 다리를 심장보다 높게 올리고 생활한다면 이미 있던 하지정맥류조차 사라질 수 있다. 그러나 실제 생활에서 이런 방법은 불가능하다.

그렇다면 현실적으로 할 수 있는 예방은 무엇일까?

첫째, 운동이다. 앞서 1장에서 설명했듯 하지정맥의 혈액이 중력을 거슬러 심장으로 잘 올라가려면 다리 근육의 수축이 필수적이다. 우리가 하루에 8시간 정도 다리를 아래로 두고 생활한다고 가정하자. 그로 인해 매일 다리가 붓고 불편한 증상이 생긴다고 해도 일을 안 할 수는 없다. 집에서 마음대로 쉴 수 있는 사람은 많지 않다. 이런 상황에서 하루 1시간 정도 운동을 하여 다리 근육의 수축을 유도한다면, 그동안 악화된 혈액순환을 어느 정도 정상화하는 데 큰 도움이 된다. 완벽하지는 않더라도 정맥 순환에 보상을 해주는 셈이다. 규칙적으로 꾸준히 한다면 효과는 배가된다. 그래서 운동은 정말, 정말 중요하다.

둘째, 적정 체중 유지이다. 비만이나 과체중은 하지정맥류의 원인이 될 수 있다. 지방조직이 만들어내는 호르몬이 영향을 미치기 때문이다. "최근 몇 달 사이에 다리가 더 심하게 아파져서 왔어요"라고 호소하는 환자들의 이야기를 들어보면, 대부분 두 가지 중 하나에 해당한다. 최근 과로나 감기, 여행 등으로 전신 컨디션이 나빠졌거나, 아니면 최근 체중이 늘었거나 하는 경우이다. 안타깝지만 체중이 늘거나 비만인 분들은 하지정맥류가 재발할 가능성도 확실히 높다.

셋째, 의료용 압박스타킹이다. 다소 논란이 있는 부분이지만 결론부터 말하면 도움이 될 수 있다. 대부분의 경우 예방 및 관리를 위해 의료용 압박스타킹 착용을 권한다. 중요한 것은 반드시 '의료용'이어야 한다는 점이다. 일반 공산품 스타킹은 오히려 해가 될 수 있다. 따라서 구입 시 반드시 의료용인지 확인하는 것이 필요하다.

의료용 압박스타킹이 디자인과 크기가 내 다리에 잘 맞고, 압력이 적절히 설계되어 부작용 없이 매일 착용할 수 있다면 예방적 효과가 충분히 있을 수 있다. 그러나 알레르기 때문에 답답하거나, 사이즈가 맞지 않아 불편해 어쩌다 한 번씩만 착용하는 경우라면 장기적 예방 효과는 사실상 없다. 더 나아가, 의료용 압박스타킹은 일시적인 증상 완화에는 도움이 되지만 장기적으로 하지정맥류의 진행을 막는 효과는 거의 없다고 보아야 한다. 무엇보다 이미 튀어나온 하지정맥류를 호전시키는 효과는 전혀 없다. 치료는 불가능하다는 점을 확실히 짚고 넘어가야 한다.

다만 의료용 압박스타킹을 적절히 착용하면 하지정맥류로 인한 증상을 완화하는 데에는 큰 도움이 된다. 예를 들어, 부종이나 다리의 무거움, 피로감이 개선될 수 있다. 덕분에 환자가 느끼는 불편감이 줄고, 현상 유지되는 느낌이 있어 병원 방문 필요성을 덜 느끼게 되기도 한다. 결국 시간을 벌어주는 효과가 있으므로 이를 예방 효과라고 볼 수는 있겠지만, 어디까지나 '증상 완화'에 불과하다. 실제로 스타킹을 벗고 초음파 검사를 해보면 혈관의 역류는 전혀 호전되지 않고 그대로이다.

대표적인 예로, 수년간 의료용 압박스타킹을 성실히 착용하던 환자들이 결국 "이제는 스타킹을 신어도 아프고 불편해서 도저히 안 되겠어요"라며 수술을 받으러 오는 경우가 있다. 즉, 의료용 압박스타킹은 예방과 관리에 완벽한 도움이 되지는 않는다. 다만 증상과 불편함을 완화시켜 시간을 벌어줄 수 있는 도구일 뿐이다.

교사·승무원·운동선수...
직업별
하지정맥류 이야기

직업과 관련해서 설명을 해보겠다. 하지정맥류는 앞서도 말했듯 오래 서서 생활하는 경우 위험성이 증가할 수 있다. 다만 서서 일한다고 해서 모두 발생하는 것은 아니다. 유전적 영향이 매우 크게 작용하며, 나머지 시간에 얼마나 관리하고 운동을 적절히 하느냐에 따라 진행 정도와 증상의 차이가 달라질 수 있다.

1) 교사

교사의 경우 이론적으로 대표적인 고위험군이다. 교실에서 서서 수업을 하거나 교무실에서 앉아 업무를 보며 생활하기 때문이다. 실제로 진료실을 찾아오는 환자들 중 선생님들이 적지 않다.

그래서 방학 시즌이 되면 미뤄 두었던 수술을 받기 위해 내원하는 중년 여성 교사들이 많다.

앞서도 말했지만, 서서 있더라도 중간중간 적절히 움직이고 걷는 것이 중요하다. 교단 위에서 정자세로만 서서 수업하지 말고, 중간중간 걸어 다니거나 힘들면 앉아서 수업하시기를 권한다. 또한 불편감이 있다면 의료용 압박스타킹을 착용해보는 것도 도움이 된다. 중학교 시절 자습 시간에 종아리를 수시로 두드리던 선생님이 떠오른다. 아마 그 선생님께서도 하지정맥류가 있었던 것이 아닐까 하는 생각이 든다.

2) 운동선수

운동선수 중에서도 하지정맥류가 심한 경우가 드물게 있다. 운동이 예방에 중요하다고 했는데, 왜 운동선수에게 생길까? 앞뒤가 맞지 않는 것 같지만 사실 그렇지 않다.

하지정맥류는 정맥이 과도하게 늘어나는 병이다. 정맥이 과도하게 늘어나게 되는 원인은 여러 가지가 있는데, 과도한 운동이나 반복적인 부하도 영향을 줄 수 있다. 우리가 근력 운동을 심하게 하거나 중량 운동을 할 때, 핏줄이 울퉁불퉁 붉게 튀어나오는 것을 볼 수 있다. 주먹을 꽉 쥐거나 힘을 줄 때 상완의 정맥이 순간적으로 확장되어 잘 보이는 것과 같은 원리이다.

대부분의 경우 이렇게 일시적으로 확장되더라도, 운동은 결국 하지정맥의 혈액순환을 심장 쪽으로 올려보내는 좋은 역할을 하므로 긍정적인 효과가 훨씬 크다. 그러나 경우에 따라, 또는 사람에 따라 특정 부위의 정맥이 반복적으로 확장되고 압력을 받아 손상을 입을 정도가 된다면 하지정맥류로 진행될 수 있다.

예를 들어, 다리에 순간적으로 고강도의 압력이 가해지고 복압이 증가하는 역도 선수, 혹은 오랜 시간 서서 운동하는 등산·마라톤 선수의 경우 혈관이 과도하게 늘어나 하지정맥류가 생길 수 있다. 이미 국소적으로 경미하게 존재하던 하지정맥류가 고강도 운동을 반복하면서 진행 속도가 빨라질 수도 있다. 물론 대부분의 운동선수는 그렇지 않고, 운동의 긍정적 효과가 훨씬 크다. 다만 사람마다 체질이 다르고, 너무 과하면 문제가 될 수도 있다. 하체에 강하게 힘이 들어가는 운동을 좋아하는데 단순 근육통을 넘어서 경련, 저림, 부종 등의 증상이 유독 심하다면 무턱대고 계속 운동을 하기보다는 한번쯤 진찰을 받아보기를 권한다.

3) 승무원

하지정맥류 고위험군 직업을 검색하면 항상 빠지지 않는 직군이 승무원이다. 실제로 진료실에서 환자들의 주소지를 살펴보면, 가끔 '강서구 공항대로…'에서 오는 젊은 여성분들이 제법 있다. 진료를 보다 보면 승무원이라는 사실을 알게 되는데, 아마 비행 스케줄이 없는 평일 낮 시간을 이용해 진료를 보러 오는 경우일 것이다.

승무원들은 불편한 하이힐을 신고, 제한된 공간에서 주로 서서, 기압이 낮은 하늘에서 근무한다. 우리가 알고 있는 승무원들은 대부분 마른 체형의 젊은 분들인데도 왜 하지정맥류의 위험군일까?

우선 불편한 구두 또는 하이힐 때문이다. 앞서 설명했듯 종아리 근육의 움직임과 수축이 하지정맥 혈액순환의 핵심 역할을 한다. 종아리 근육이 움직이려면 발목이 굽혔다 펴졌다 하는 걷기 동작이 중요한데, 하이힐을 신고 걷는 경우 발목 움직임이 제한된다. 심한 경우 발목이 고정되어 다리를 끌듯 걷는 자세가 반복될 수 있다. 이런 상태에서 좁은 공간에서 서서 일한다면 종아리 근육의 움직임이 줄어들어 하지정맥류 위험이 증가한다. 게다가 낮은 기압에서는 다리 부종이 더 심해질 수 있다.

다행히 요즘은 젊은 승무원들이 관련 의학 정보를 많이 접하면서 낮고 편한 신발이나 의료용 압박스타킹을 착용해 관리하는 경우가 늘었다. 그러나 불편한 증상이 만성적으로 지속된다면 반드시 진찰을 받아보기를 권한다.

4) 식당·매장 근무자

식당이나 매장 근무자는 대표적으로 하루 종일 서서 일하는 직종이다. 앞서 언급한 교사, 운동선수, 승무원은 실제로는 하루 종일 계속 서 있지는 않는다. 그러나 식당이나 매장에서 일하는 분들은 하루 6~8시간 이상 서 있는 경우가 많다.

특히 식당에서 일하면서 쪼그려 앉아 일을 하거나 무거운 물건을 자주 드는 경우, 매장에서 구두를 신고 가만히 서서 응대하는 경우라면 다리에 부담이 크다. 중년 여성분들 중, 바쁘게 일하느라 운동이나 건강관리를 제대로 하지 못하고, 약간의 과체중까지 겹쳐 불편해도 참고 일하다 결국 치료를 위해 진료실을 찾는 경우가 많다. 아마 진료실을 찾는 하지정맥류 환자 중 가장 큰 비율을 차지하는 직군이 이분들이 아닐까 싶다. 안타까운 것은 생업이 바쁜 분들이 많아 치료시기가 늦어지는 경우도 흔하다.

5) 사무직

그렇다면 오래 앉아 있는 것은 어떨까? 많은 분들이 하지정맥류가 오래 서서 일하는 것과 연관된다는 점은 알고 있다. 그래서 오래 앉아 있으면 안전하다고 생각하기도 한다. 그러나 꼭 그렇지는 않다.

사무실에서 하루 8시간 이상 가만히 앉아 다리를 바닥에 두고 움직이지 않는다면, 오히려 서서 조금씩 움직이는 사람들보다 더 취약할 수 있다. 다리에 혈액이 정체되고 쏠리는 시간이 늘어날수록 위험성이 증가하기 때문이다.

결국 오래 앉아 있는 사무직이라고 해서 하지정맥류로부터 절대로 안전한 것은 아니다. 따라서 이들에게도 의료용 압박스타킹 착용을 권할 수 있으며, 중간중간 종아리 스트레칭이나 걷기 활동을 병행하는 것이 좋다. 규칙적인 운동이 하지정맥류 예방에 큰 도움이 된다.

하지정맥류의 모든 것

임신과 출산,
왜 하지정맥류를
부르는가

    유전적 원인만큼 중요한 인자는 성별, 특히 여성이다. 여성 호르몬의 영향, 임신과 출산이라는 남성과는 완전히 구분되는 여성만의 요인들이 하지정맥류의 직접적인 원인으로 작용한다. 이러한 요인에 노출되지 않는 남성에게 하지정맥류가 상대적으로 덜 생기는 이유이다. 실제로 전체 환자의 약 70%가 여성이다.

    여성 호르몬은 정맥의 확장과 수축·이완에 많은 영향을 미친다. 앞서 말했듯 하지정맥류는 정맥이 과도하게 늘어나는 질환이다. 많은 여성들이 생리 전 호르몬 변화로 인해 전신에 울혈이 생기면서 몸이 붓고 무거운 증상을 경험한다. 이때 정맥도 확장되는데, 다리의 정맥 역시 예외가 아니다. 이러한 정맥 확장이 매달 반복되면서 조금씩 손상을 받게 되면, 나이가 들면서 어느 순간 과도하게 늘어난 정맥으로 인해 하지정맥류로 진행될 수 있다.

또한 임신과 출산 과정에서는 호르몬 변화와 더불어 태아로 인해 커진 자궁이 다리에서 심장으로 올라가는 주요 심부정맥을 압박한다. 그 결과 역류 현상이 유발될 수 있다. 즉 자궁이 혈관을 눌러 다리에서 심장으로 혈액이 잘 올라가지 못하는 것이다. 출산 후에는 많은 경우 개선되지만, 임신 중 정맥이 과도하게 늘어난 경우라면 출산을 하더라도 완전히 회복되지 않고 하지정맥류가 남아 문제를 일으킬 수 있다. 따라서 출산력이 많을수록, 즉 자녀 수가 많을수록 하지정맥류 발병률은 월등히 높아진다. 실제로 자녀가 셋 이상인 경우 발병률은 급격히 증가한다.

폐경 이후 호르몬 대체 요법Hormone Replacement Therapy, HRT을 받는 중년 여성들도 많은데, 마찬가지로 에스트로겐이나 프로게스테론은 정맥을 약화시키고 확장·이완시켜 혈류를 방해할 수 있다. 이미 하지정맥류가 있던 경우라면 증상을 악화시킬 수 있다는 의미다. 진료실에서도 호르몬 대체 요법을 시작한 지 몇 달, 혹은 1년 정도 지난 시점부터 다리가 불편해지기 시작했다고 호소하는 환자들을 종종 볼 수 있다.

다만 호르몬 대체 요법이 주는 장점과 효과가 충분히 크고 만족스럽다면, 하지정맥류가 걱정된다고 치료를 중단하는 것은 바람직하지 않다. 하지정맥류는 치료하면서 병행하면 되기 때문이다.

비만과 운동 부족, 다리에 미치는 치명적 영향

하지정맥류의 모든 것

　우리 몸에 지방세포가 많아지면, 호르몬의 영향으로 하지정맥류 위험성이 증가하게 된다. 지방세포도 호르몬을 분비하는데, 그중 에스트로겐이 증가하게 된다. 에스트로겐은 대표적인 여성 호르몬으로, 정맥을 약화시키고 확장시키는 원인이 된다.

　과체중이라고 하더라도 근육의 비율이 높고 지방의 비율이 낮다면 위험성은 크게 증가하지 않을 수 있다. 즉, 절대적인 체중 자체가 중요한 것은 아니다. 비만의 정의는 다양하지만, 통상적으로 과체중을 넘어 고도비만에 해당하거나, 갑작스러운 체중 증가가 있을 때 하지정맥류의 주요 원인으로 작용하는 것으로 생각된다.

기본적으로 지방세포의 증가 없이 체중이 늘어나기는 전문적인 운동선수가 아닌 이상 불가능하기 때문에 실제로 "최근에 체중이 늘었어요"라고 말하는 환자들 대부분에서 하지정맥류 증상이 악화되는 경우를 흔히 보게 된다.

반대로, 너무 과도하게 건강하지 않은 다이어트를 급작스럽게 하여 탈수나 근손실이 생기면 전신 건강 상태가 악화되면서 다리 불편감이 함께 나타날 수 있다. 따라서 건강하게 적정 체중을 관리하는 것이 무엇보다 중요하다.

운동 부족도 위험 요인이 될 수 있다. 앞서 말했듯 다리 근육은 하지정맥류를 예방하는 데 중요한 역할을 한다. 운동을 전혀 하지 않았다고 해서 하지정맥류가 갑자기 생기는 것은 아니지만, 누구나 노화를 겪게 되고 신체를 항상 최상의 상태로 유지할 수는 없다. 따라서 운동 등으로 관리하지 않고 방치하면 자연스럽게 하체 근육이 약해지고, 이는 하지정맥류에도 부정적인 영향을 줄 수밖에 없다.

하지정맥류의 모든 것

운동은
좋은가, 나쁜가?
다리 건강의 진실

　모든 것은 적절한 것이 가장 좋다. 운동은 신체 기능의 강화나 유지뿐만 아니라 정신적·심리적 스트레스 완화에도 확실한 도움을 준다. 하지정맥류는 만성 질환으로, 한 번에 갑자기 생기지 않고 서서히 진행하는 질환이다. 수없이 강조되지만 운동은 하지정맥류뿐 아니라 우리 몸 전반에 긍정적인 영향을 준다.

　다만 앞서 언급했듯 운동도 종류와 개인의 상태에 따라 결과가 달라질 수 있다. 하지정맥류 관점에서 추천한다면, 서 있지 않고 할 수 있는 운동이 이론적으로 가장 좋다. 대표적으로 수영을 권하며, 그 다음으로는 자전거를 추천한다. 다만 자전거도 과하지 않게 타는 것이 중요하다. 예를 들어 단기간 다이어트를 목적으로 하는 '고강도 스피닝' 같은 운동은 오히려 해가 될 수 있다. 땀이 적당히 나는 유산소 운동의 실내 자전거 정도라면 충분하다.

또 추천할 만한 운동은 요가와 필라테스다. 서 있지 않고 바닥에서 주로 하는 운동으로, 전신 근육을 이완시키고 자세를 교정하며 혈액순환에 도움을 주는 좋은 운동이다.

가장 논란이 많은 운동이 바로 걷기다. 걷기 운동은 아마도 전 세계에서 가장 많이 선호되는 운동일 것이다. 가장 쉽고, 무리가 없으며, 남녀노소 누구나 부담 없이 즐길 수 있다. 그러나 걷기 운동은 서서 하는 운동이다. 일반적으로 오래 서 있으면 혈액이 다리에 몰려 부종과 무거움 같은 하지정맥류 증상이 악화될 수 있다. 다만 걷기는 단순히 서 있는 것이 아니라 다리 근육이 움직이며 수축·이완을 반복하기 때문에 정맥혈 순환을 도와주는 긍정적인 효과도 분명하다.

문제는 사람마다 반응이 다르다는 것이다. 누구에게는 걷기 운동이 좋은 효과를 주지만, 누구에게는 하지정맥류를 악화시키는 원인이 될 수도 있다. 예를 들어, 20분 정도 걷는 것은 아무 문제가 없고 좋지만, 40~50분 이상 걷다 보면 다리가 무겁고 피로하며 저녁에 쥐가 나거나, 다음 날 다리가 붓거나 통증이 생기거나, 발바닥이 아프다면 이는 이상 신호다. 어떤 신발을 신고 걸었는지도 중요한 변수다.

등산도 마찬가지다. 등산 후 다리가 터질 듯 아프고 열감이 심해 며칠간 불편하다면, 하지정맥류 환자에게는 적절하지 않은 운동일 수 있다. 물론 전신 건강과 심폐 기능, 칼로리 소모 효과를 고려한다면 다리 불편을 감수하고도 긍정적 효과를 얻을 수 있다. 특히 척추가 좋지 않아 기립근 강화를 위해 걷기가 필요한 분들에게는 하지정맥류 증상을 감수하더라도 권장되기도 한다.

그러나 하지정맥류 관점에서만 본다면, 반드시 짚어야 할 점이 있다. 일정 시간 이상 걷기 운동 후 피로감이나 통증이 심해지고, 쥐나 경련이 악화되거나, 붓는 느낌·터질 듯한 통증·열감·발바닥 통증이 나타난다면, 이를 무시하고 운동을 반복하는 것은 하지정맥류를 악화시킬 수 있다는 사실이다.

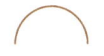
그렇다면 이런 경우 대안은 무엇일까? 우선 편한 신발을 신는 것이 기본이다. 걷기 전후로 종아리·발목·고관절 스트레칭이나 가벼운 마사지를 해주자. 운동 후에는 다리에 냉수 마찰을 하는 것도 도움이 된다. 운동 중에는 의료용 압박스타킹이나 스포츠용 종아리 슬리브, 컴프레션 제품 등을 착용하는 것도 방법이다. 마지막으로, 걷는 자세를 신경 써야 한다. 중심과 균형이 무너진 잘못된 자세로 걷는다면 하지정맥류에 해로울 수 있으므로, 의식적으로 바른 자세로 걷는 것이 중요하다. 바르게 걷는 자세는 인터넷에서 검색해서 참고해보면 좋다.

정말 많은 사람들이 걷기 운동을 한다. 다행히 대부분은 걷기 때문에 특별히 다리가 더 아프지는 않다. 하지만 하지정맥류가 있는 일부 환자들은 무심코 걷기 운동을 계속하면서 다리 증상이 악화되는 사실을 간과한다. 며칠 쉬면 회복되기 때문에 잊어버리는 경우가 많다.

사실 걷기 운동 후 나타나는 다리 통증은 꼭 하지정맥류 때문만은 아니다. 척추와 기립근 문제, 잘못된 걷기 자세, 고관절·무릎 관절 질환, 코어 근육 약화, 좌우 불균형, 무지외반증, 평발, 족저근막염 등 다양한 원인이 복합적으로 작용할 수 있다. 또한 그날의 컨디션도 중요한 영향을 미친다.

따라서 우리 몸의 유기적 특성을 고려할 때, 단편적으로 단정지을 수 없다. 운동은 모든 사람에게 똑같은 효과를 주지 않는다. 결국 중요한 것은 내 몸의 반응을 잘 관찰하면서 득과 실을 따지고 운동하는 것이다. 이것이 하지정맥류 환자에게 운동을 대하는 올바른 요령이다.

외상과 노화, 시간이 남기는 흔적

하지정맥류이 머드는 것

　추가로 외상을 이야기하고 싶다. 외상, 즉 다치거나 손상을 입는 경우이다. 어렸을 때 교통사고나 골절로 뼈 수술을 받았거나, 심한 타박상이나 근육 손상이 있었던 경우, 나이가 들면서 그 주변으로 하지정맥류가 생기는 사례가 있다. 외상은 기본적으로 주변 정맥 혈관에 손상을 주게 된다. 손상된 혈관은 신생혈관을 만들려는 성질이 있는데, 이 과정에서 비정상적인 혈관 확장이나 새로운 정맥류가 발생할 수 있다.

　마지막으로 노화이다. 대부분의 질환이 그렇듯 하지정맥류 역시 만성 진행성 질환으로, 노화와 밀접한 연관이 있다. 결국 노화로 인해 정맥 혈관의 탄력이 떨어지고 잘 늘어나게 되면서 서서히 진행하다 어느 순간 치료가 필요한 단계에 이르게 된다. 안타깝지만 나이가 드는 것은 그 누구도 막을 수 없다. 젊었을 때부터 잘 관리하고 조심하는 것이 유일한 방법이다.

하지정맥류의 모든 것

마사지부터 하이힐까지, 하지정맥류 환자들의 궁금증

많은 환자들이 진료실에서 묻는다. "마사지해도 되나요? 뜨거운 찜질은 괜찮나요? 스키니진 입으면 안 되나요? 하이힐은 신으면 안 되나요?"

결론부터 말하면, "해도 된다. 다만 매일 하지는 말아라. 회복할 시간을 몸에 줘라."

마사지가 좋지 않다는 말은 결국 '너무 과하면 좋지 않다'는 의미다. 요즘은 가정용 마사지기가 다양하게 시중에 판매되는데, 대부분 가벼운 공기압 마사지이므로 큰 문제가 되지 않는다. 문제는 압력이 과한 경우다. 만약 멍이 들 정도라면 피해야 한다. 멍이 든다는 것은 혈관, 특히 정맥이 손상됐다는 뜻이기 때문이다. 과한 경락 마사지도 신중해야 한다. 시원하다고 느껴 대부분 괜찮지만, 간혹 과한 마사지 후 다리에 멍이 심하게 들거나 종아리가 부어서 내원하는 경우가 있는데 이는 잘못된 것이다.

침, 부항 같은 한의학적 치료는 의학적 근거가 매우 빈약하다. 한의학적 관점에서는 도움이 될 수 있다고 주장할지 모르지만, 현대의학적 관점에서 과학적 근거는 전무하다. 특히 사혈은 혈관에서 피를 흘리게 하여 정맥을 손상시키는 것이므로 하지정맥류에는 전혀 도움이 되지 않는다.

찜질이나 사우나처럼 뜨겁게 하는 것은 가끔 하는 정도라면 문제가 되지 않는다. 다만 다리가 시뻘겋게 달아오르거나 화상에 이를 정도로 과하게 자극하는 것은 피하는 것이 좋다. 혈관은 열을 받으면 늘어난다. 하지정맥류는 정맥이 과도하게 늘어나 생기는 병이므로, 이미 하지정맥류가 있는 환자가 찜질, 사우나, 열탕 등에 자주 노출되면 정맥 건강에 좋지 않은 영향을 줄 수 있다. 하고 싶다면 반드시 냉탕에 들어가 늘어난 혈관을 다시 조여주는 것이 좋다. 이것이 하나의 팁이다.

스키니진은 입어도 된다. 입고 싶을 때는 입어도 된다. 다만 너무 조여 혈액순환이 안 되는 느낌이 있다면 매일 입는 것은 피해야 한다. 젊은 사람이라면 하루 입더라도 며칠 쉬면 회복이 잘 되겠지만, 매일 입고 다리까지 꼬는 습관은 하지정맥류에 좋지 않다.

하이힐은 앞서 설명했듯 종아리의 수축·이완을 방해한다. 종아리 근육의 움직임은 하지정맥 순환에 매우 중요하다. 실제로 모델처럼 하루 종일 하이힐을 신고 서 있는 직업을 가진 분이나 정장을 입고 고객을 응대하는 직종의 분들은 대부분 저녁이면 다리가 붓고 무겁다. 직업상 어쩔 수 없다는 점이 안타깝다. 결국 일정 시간이라도 운동을 하고, 가벼운 마사지 등으로 스스로 관리하려는 노력이 중요하다.

종아리 보톡스나 근육 퇴축술은 경우에 따라 하지 부종을 악화시킬 수 있다. 하지정맥류 예방에는 종아리 근육이 중요한데, 보톡스나 퇴축술은 종아리 근육을 줄이는 미용 치료이기 때문이다. 종아리에는 근육이 광범위하게 분포하므로 부분적 축소가 큰 문제를 일으키지는 않겠지만, 이론적으로 하지정맥류에 악영향을 줄 수 있는 가능성이 있다. 따라서 이미 하지정맥류가 있거나 부종이 있는 경우에는 신중하게 판단해야 하며, 과도한 시술은 피하는 것이 바람직하다.

하지정맥류의 모든 것

나이에 상관없이
찾아올 수 있다!

지난 기억을 돌이켜보면, 중고등학생인데 이미 제법 진행된 하지정맥류로 내원했던 학생들이 있었다. 다만 지금까지 3만 명이 넘는 환자 중 10명 미만이었으니, 그 비율은 상당히 낮다고 할 수 있겠다. 젊은 청소년에게서 하지정맥류가 발생하는 이유는 다름 아닌 유전적 영향이 크게 작용하기 때문이다.

그렇다면 10대 환자도 수술을 해야 할까? 개인적으로 아직 성장기에 있는 청소년에게 하지정맥류 수술을 권하는 것은 반대한다. 물론 이미 많이 진행되었고 동반된 증상 때문에 삶의 질이 크게 떨어진다면, 그리고 신체적 성장 발육이 종료된 상태라면 선택적으로 치료를 고려해볼 수는 있다. 그러나 기본적으로 하지정맥류는 생활습관, 활동량, 체중 변화, 키 변화 등의 인자도 중요한 영향을 주기 때문에 성장이 완전히 끝난 이후 판단하는 것이 환자에게 바람직하다고 생각한다. 몇 년 전 어느 의료기관에서 체중이 40kg 정도인 10대 학생을 수술했다는 글을 본 적이 있는데, 정확한 상황은 알 수 없지만 일반적인 사례는 아닐 것이라 확신한다.

반대로 나이가 많을 경우는 어떨까? 하지정맥류는 노화가 중요한 원인이기 때문에 나이가 들수록 진행되고 악화되는 경우가 매우 흔하다. 젊을 때 치료를 받았다면, 나이가 들어 체력이 떨어지고 수술이 부담스러워질 시기에 고민하지 않아도 되었을 것이다. 그러나 "참을 만하다"며 방치하다가 고령이 되어 수술을 걱정하며 고통받는 환자들을 종종 보게 된다. 안타까운 일이다. 병은 일찍 치료하는 것이 좋다.

그렇다면 나이는 몇 살까지 수술이 가능할까? 나이가 많아도 모두 수술을 받을 수 있을까? 사실 나이 자체는 큰 문제가 되지 않는다. 중요한 것은 하지정맥류가 얼마나 심한지, 수술 범위가 어느 정도인지, 마취 방법은 어떻게 할 것인지, 지병은 있는지, 심폐 기능은 괜찮은지, 그리고 수술을 얼마나 빨리 끝낼 수 있는지 등이다. 이러한 요소들을 종합적으로 고려해 판단하면 된다. 대부분의 경우 나이가 많다고 해서 하지정맥류 수술이 불가능한 것은 아니다.

개인적 경험으로, 가장 고령 환자는 98세 할머니셨다. 자녀들은 반대했지만 본인은 꼭 수술을 원하셨고, 수술 후 "쥐도 안 나고 다리도 예뻐졌다"며 웃으시던 모습이 아직도 기억난다. 일반적으로 독립 보행이 가능하고, 다리 움직임에 제한이 없으며, 개인 생활이 가능하다면, 전신마취가 아닌 국소마취로 수술을 빠르게 끝낼 수 있는 조건이라면 나이가 아무리 많아도 수술받는 데 큰 문제는 없다고 본다.

평균 수명이 늘어나면서 80세가 넘더라도 건강 상태가 좋은 인구가 증가하고 있다. 따라서 앞으로 고령 인구에서 하지정맥류 수술은 더 빈번해질 것으로 예상된다.

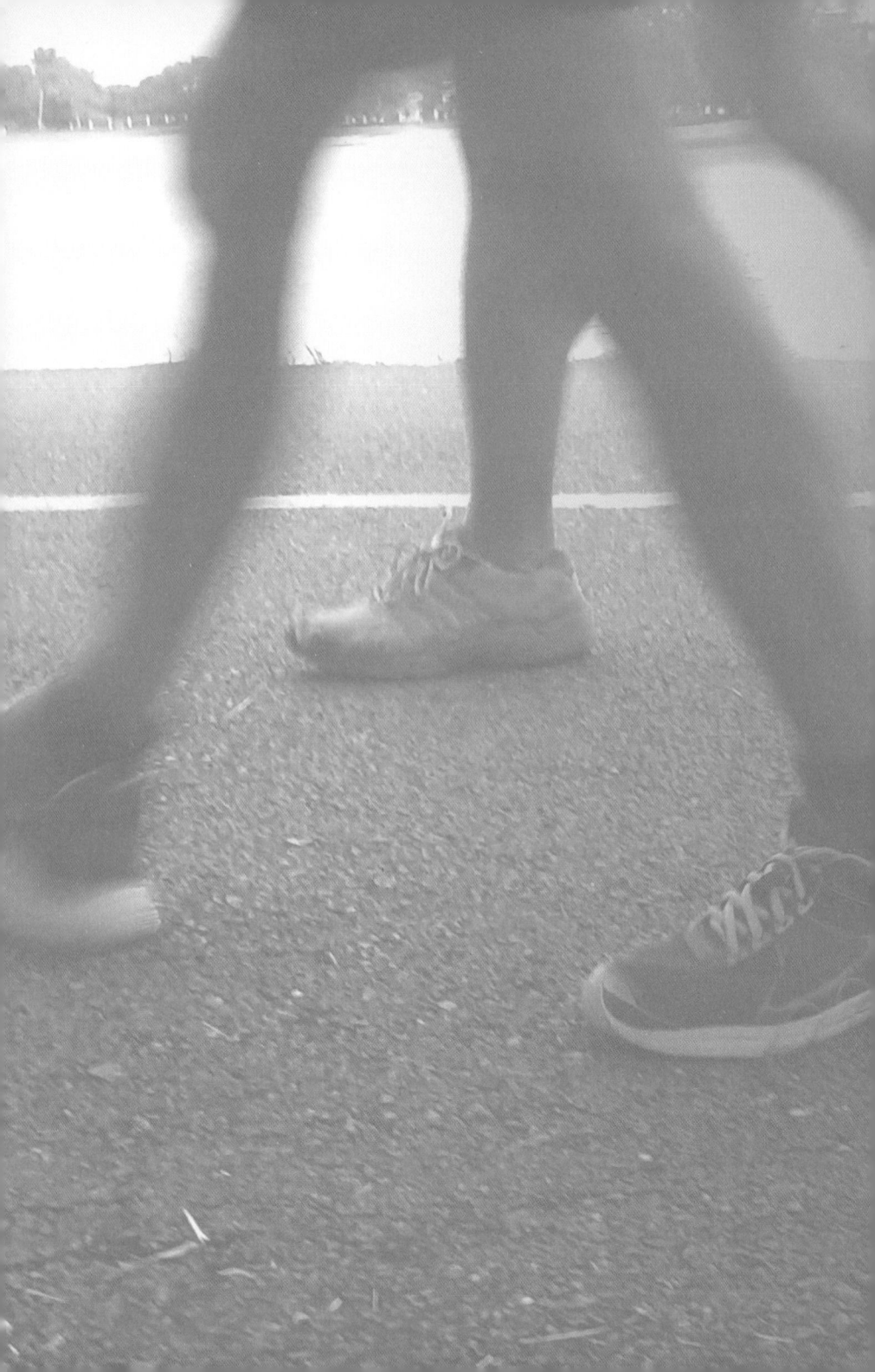

3장 증상

하지정맥류, 몸이 보내는 다양한 신호들

다리가 무거운 이유, 척추 때문일까 정맥 때문일까

하지정맥류 환자들이 가장 자주 호소하는 증상 중 하나가 바로 "다리가 무겁다"는 것이다. 하지정맥류는 하지 정맥에 혈액이 정체되는 질환이기 때문에 실제로 혈관에 혈액이 고이고 늘어나며, 그 과정에서 염증 반응이 동반된다. 이로 인해 팽만감 양상의 통증, 피로감, 부종 등이 흔히 나타나면서 다리가 무겁고 피로한 증상을 느끼게 된다.

환자분들은 종종 이렇게 표현한다.

"아침에 자고 일어나면 괜찮은데 금방 다리가 무거워지고, 오후가 되면 피로감이 너무 심해져요."

"많이 걷거나 등산하고 온 것 같은 피로감이 듭니다."

"다리가 천근만근이에요. 누워서 다리를 올리고 있어야 해요."
"밤마다 남편이 다리를 주물러줘야 잠을 잘 수 있어요."

다만 구분해야 할 증상이 있다. 바로 척추관 협착증으로 인한 무거움과 통증이다. 이 경우에는 많이 걸으면 증상이 심해지고, "터질 듯 아프고 무겁다"는 표현을 하며 걷다가 반드시 쉬어야 한다고 말하는 경우가 많다. 주로 60~70대 이상의 환자들에게서 나타나는 퇴행성 질환으로, 허리나 무릎 관절이 좋지 않고 걷는 자세가 자연스럽지 못한 분들에게 흔하다.

반면 하지정맥류로 인한 무거움은 걷거나 활동하는 순간에는 오히려 덜한 경우가 많다. 대신 같은 자세로 서 있거나 한참 걸은 뒤에 증상이 나타난다. 그래서 진료실에서는 이런 말을 종종 듣는다.

"제 아내는 밖에 나가 놀 때는 멀쩡한데, 집에 와서 부엌일을 할 때만 다리가 무겁다고 하네요."

옆에서 팔짱을 낀 남편분들이 웃으며 하시는 말씀이다.

밤마다 찾아오는 경련쥐남, 오금이 당기는 이유

하지정맥류의 모든 것

"자다가 새벽에 기지개를 켜면 쥐가 잘 난다."

하지정맥류 환자들이 매우 흔하게 하는 표현이다. 아마도 가장 전형적인 증상 중 하나일 것이다.

"무서워서 기지개를 펴지 않아요."
"자다가 자세를 바꾸거나 다리에 힘을 주면 쥐가 납니다."
"신발을 신으려고 허리를 숙이고 다리에 힘을 주면 쥐가 나요."

실제로 아주 많은 환자들이 다리에 쥐가 나는 경련 증상을 호소한다. 특징적으로 밤에 자다가 쥐가 나는 경우가 대부분이다. 경험상 수술 후에는 95% 이상에서 이러한 증상이 호전된다.

또 다른 흔한 증상으로 "뒷다리, 특히 오금이 당긴다"는 호소가 있다. 오래 서 있거나 앉았다가 일어날 때 오금이 땡기듯 아프고, 저린 듯 아프다고 표현한다. 간혹 허벅지 뒤쪽 햄스트링 부위까지 당기는 통증을 호소하기도 하는데, 이 경우는 허리에서 내려오는 신경 원인과의 감별이 필요할 수 있다.

하지정맥류이 모든 것

찌릿찌릿
전기가 흐르는 듯,
다리 저림의 정체

"종아리가 저려요. 찌릿찌릿 전기가 통하는 느낌이에요. 벌레가 기어가는 느낌이에요."

환자들이 흔히 이렇게 호소한다. 걷거나 움직일 때는 덜하지만, 오래 서 있거나 앉아 있거나 누워 있을 때 피가 잘 안 통하는 느낌이 든다. 손목을 손가락으로 세게 눌렀다가 풀었을 때 피가 통하면서 '전기 통하듯' 찌릿찌릿한 느낌과 비슷하다고 표현하는 경우가 많다.

이 증상은 허리 문제로 인한 방사통과 비슷하면서도 다르다. 흔히 말하는 허리디스크 추간판탈출증로 인한 저림은 척추에서 신경이 눌리면서 나타난다. 주로 허리에서부터 허벅지를 타고 내려오는 양상의 저림이고, 허리를 구부리거나 특정 자세에서 더 심해진다. 허리 통증이 동반되는 경우가 많고, 허리·엉덩이·허벅지 쪽 저림이 가장 심하며 아래로 내려갈수록 덜해지는 경향이 있다.

반면 하지정맥류에서 오는 저림은 원인이 아래쪽 정맥혈관에 있기 때문에 허벅지보다는 종아리 저림이 더 심하다. 무릎 위쪽으로는 저림이 전혀 없는 경우도 많다. 다만 두 가지 증상은 유사한 점이 있고, 환자마다 다르게 나타나기 때문에 임상적으로 완벽히 구분하기는 쉽지 않다.

겉으로 보이는 혈관 돌출, 속에서는 이미 진행 중이다

외관상 혈관이 도드라져 보인다면 하지정맥류를 의심해야 한다. 중요한 점은, 혈관이 상당히 많이 돌출될 때까지도 불편한 증상이 없는 경우가 적지 않다는 것이다. 앞서 설명했듯 불편한 증상은 정맥 기능 저하로 역류 현상이 심해지고, 정맥 내 혈액이 정체되면서 나타난다. 그러나 일부 혈관에서 혈액이 고이더라도, 나머지 정상적인 정맥들이 기능을 잘 유지한다면 증상이 나타나지 않을 수 있다.

특히 근육량이 충분하고 활동량이 많으며 성격이 둔한 남성들의 경우, 혈관이 10년 이상 튀어나와 있어도 아무 증상이 없어 그냥 방치하다가, 결국 아내의 권유로 병원을 찾는 경우가 매우 많다.

하지만 심한 하지정맥류는 언젠가는 문제를 일으킬 가능성이 높다. 정상적인 정맥도 노화 과정을 피할 수 없고, 근력도 약해지기 때문이다. 결국 젊을 때는 없던 증상들이 하나둘 생겨나면서, 그때는 원인이 무엇인지 감별해야 할 것들이 너무 많아진다. 하지정맥류 때문인지, 신경 문제인지, 척추 때문인지, 관절 문제인지, 아니면 단순히 근력이 약해져서인지 구분하기가 복잡해진다.

'초기에 치료했더라면 나중에 고생을 훨씬 덜했을 텐데.'
진료실에서 흔히 드는 생각이다. 결국 병은 키우지 않는 것이 정답이다.

하지정맥류의 먼 든 것

저녁마다 붓는 다리,
생활습관과
정맥의 신호

앞서 여러 번 언급했듯 하지정맥류의 대표적 증상 중 하나가 부종이다. 정맥 역류가 심해지고 다리 정맥 안에 혈액이 정체되면 결국 부종이 동반될 수밖에 없다. 물론 운동으로 보상하고 서 있는 시간을 줄이며 관리하면 부종 증상을 어느 정도 조절할 수 있다.

여기서 강조하고 싶은 점은, 부종의 원인이 꼭 하지정맥류 때문만은 아니라는 것이다. 생활 패턴이 큰 영향을 미친다. 서서 일하는 시간이 많고, 운동을 전혀 하지 않고, 체중 관리도 안 된다면 하지정맥류가 없더라도 다리 부종은 생길 수 있다. 따라서 생활 패턴이나 환경이 다리 부종을 유발하는 조건 속에 있다면, 하지정맥류를 아무리 완벽히 치료하더라도 부종이 모두 사라지지는 않는다. 즉, 다리가 붓는다고 해서 무조건 하지정맥류 때문은 아니며, 내가 혹시 장시간 서 있었는지, 오래 앉아 있었는지, 체중이 늘었는지, 운동을 전혀 하지 않았는지 등을 먼저 점검하는 것이 중요하다.

또 하지정맥류로 인한 부종은 전신적으로 아침부터 몸 전체가 붓는 경우와는 다르다. 전신 부종은 호르몬, 신장, 심장, 류머티즘 등 전신 질환을 의심해야 한다. 하지정맥류는 다리 국소의 문제이지 전신 질환은 아니기 때문이다. 하지정맥류의 부종은 손이나 얼굴이 붓는 양상이 아니라, 오후가 되면서 종아리 하단이 점점 붓고, 푹 자고 일어난 아침에는 가라앉는 양상을 보인다.

또 하나 매우 흔한 원인이 있다. 바로 약물, 특히 고혈압약이다. 약을 새로 바꾸었거나 고혈압약을 최근 복용하기 시작했다면 그로 인해 부종이 생길 수 있다.

생각지도 못한
하지정맥류의 신호

하지정맥류의 모든 것

요즘은 인터넷에 건강 정보가 워낙 많다 보니, 환자들이 이를 찾아보고 공부한 뒤 진료실을 찾는 경우가 많다. 그래서 "하지정맥류인 줄 몰랐는데, 내 증상들이 다 해당돼서 놀라서 병원에 왔어요"라고 말씀하시는 분들이 많다.

사람의 몸은 모두 다르다. 같은 환경에서도 반응은 다르고, 같은 약을 먹어도, 같은 수술을 받아도 부작용은 다르게 나타난다. 소화제를 먹고도 위장 장애가 생기는 사람이 있듯이 말이다.

하지정맥류 역시 마찬가지다. 흔히 나타나는 증상 외에도, 드물지만 하지정맥류와 연관이 있을 수 있는 증상은 매우 다양하다. 진료 경험이 적었던 초창기에는 하지정맥류 증상일 리 없다고 생각했던 증상들이, 수술 후 호전되는 경우를 여러 번 경험하면서 관점이 넓어졌다. 사실 지금도 놀랄 때가 있다. 몇 가지 대표적인 헷갈리는 증상을 소개한다.

"족저근막염인 줄 알았는데 좋아졌어요."

발바닥 통증으로 족저근막염 진단을 받고 충격파 치료 등을 여러 번 받았음에도 효과가 없던 환자가, 하지정맥류 수술 후 좋아지는 경우가 있다. 아침에 일어나 첫발을 디딜 때 발바닥이 아픈 전형적인 족저근막염 증상이 사라지는 사례를 실제로 본다. 1년에 십수명 정도 정말 말끔히 증상이 사라지는 경우를 본다.

다만 전체적으로 보면 절반이 안 되는 정도에서 호전된다. 불편한 부위나 역류 혈관을 분석해 인과성을 찾으려 했지만 뚜렷한 기준을 발견하지 못했다. 발목내측의 족근관 tarsal tunnel 주변의 정맥류와 연관이 있다고도 하지만 항상 그렇지도 않다. 그래서 요즘은 "절반 정도는 좋아지기도 하는데, 예측하기 어렵다"고 설명한다. 다만 독자들 중 족저근막염이나 지간신경종 진단을 받고 정형외과·통증의학과 등에서 여러 차례 치료를 받았으나 효과가 없었고, 동시에 명확한 하지정맥류가 있다면, 발바닥 통증의 숨은 원인일 수 있으니 하지정맥류 치료를 고려해보기를 적극 권한다.

"엉치 통증, 사타구니 통증이 없어졌어요."

엉치 통증도 호전되는 경우가 있다. 꼬리뼈 중앙이 아니라 골반, 고관절 바깥쪽 통증이 개선되는 사례다. 특히 소복재정맥보다 대복재정맥 역류를 치료했을 때 더 잘 호전되는 것 같다. 물론 허리 통증과 동반된 방사통이 있다면 신경학적 문제 가능성이 크다. 그러나 방사통 양상이 아니면서 엉치나 사타구니 주변에 통증이 있고, 정형외과 등에서 치료를 많이 받았음에도 호전이 없었다면 하지정맥류와의 연관성을 생각해볼 수 있다. 물론 모든 경우가 좋아지는 것은 아니다.

"발시림이 좋아졌어요…?"

발시림과 하지정맥류의 연관성은 조심스럽다. 개인적 경험상 하지정맥류 치료 후 발시림이 좋아지는 경우는 30%를 넘지 않는다. 일부에서 호전되는 경우가 있기는 하지만, 모든 환자에게 해당되는 것은 아니다.

하지정맥류의 모든 것

정맥이
모든 통증의
원인은 아니다

 우리 몸은 매우 유기적이며, 때로는 국소적인 문제가 전신에 걸쳐 광범위하게 영향을 주기도 한다. 많은 환자를 만나면 만날수록 책에 나와 있는 지식으로는 설명되지 않는 경우가 많고, 아직 밝혀지지 않은 인체의 기능이나 현상이 많다는 것을 늘 느끼게 된다.

 하지정맥류의 경우 한쪽 다리만 수술했는데 반대쪽 다리까지 편해지는 사례를 자주 본다. 앞서 말했듯 연관이 별로 없어 보이는 증상들이 수술 후 좋아지는 경우도 종종 경험한다. 현재까지 밝혀진 의학 지식만으로는 명확히 설명하기 어렵다. 보통 환자분들이 "왜 그래요?" 하고 신기해하며 물어보시면, 나도 명쾌한 답을 내

놓을 수가 없다. 막연히 "혈액순환이 좋아져서 그런가 봅니다. 다행이네요."라고 답하면서도, 나 스스로도 신기할 따름이다.

의학적으로 설명을 덧붙여보자면, 하지정맥류 수술을 하면 다리에 정체되어 있던 혈액이 줄고 심장으로 되돌아가는 정맥순환이 개선된다. 그 결과 심박출량에도 긍정적인 효과가 일부 있을 수 있다. 즉, 다리에 고여 효율적으로 흐르지 못하던 '버려진' 혈액들이 다시 순환에 참여하게 되는 것이다. 전신 혈액순환 효율이 좋아지면서 예상치 못한 긍정적 변화가 나타날 수 있다. 또한 하지정맥류 진행 과정에서는 염증 반응이 동반되는데, 수술 후 이러한 염증물질의 농도가 줄어들면 다양한 불편감이나 통증이 호전될 수 있다.

더불어 한쪽 다리 수술 후 묵직함, 피로감, 통증, 부종 등이 개선되면 환자 본인이 인식하지 못했던 좌우 자세 불균형이나 근육의 만성 경직이 완화될 수 있다. 이로 인해 일부 엉치 통증이나 발바닥 통증, 반대쪽 다리 증상까지도 호전될 수 있다고 추측한다. 물론 어디까지나 개인적 경험에서 비롯된 추측이다.

사람의 몸은 모두 다르다. 수술 후에도 별다른 긍정적 체감을 못하는 환자들도 많다. 아마도 이들은 하지정맥류가 있긴 하지만 정상적인 정맥 기능이 충분히 좋아서 순환을 잘 보상하고 있었던 경우일 것이다. 그런 경우 수술 전후로 큰 차이를 느끼지 못할 수 있다.

최근 하지정맥류의 다양한 증상 때문에 일부 의료기관에서는 "우리 몸의 많은 통증이 정맥에서 기인한다"라며 정맥 치료의 중요성을 과도하게 강조하기도 한다. 정맥이 생각보다 다양한 증상을 유발하고, 아직 밝혀지지 않은 부분이 많다는 점에는 나 역시 공감한다. 그러나 새로운 가설이나 의견을 실제 임상에 적용하려면 윤리적·법적 절차를 반드시 거쳐야 한다. 특히 검증되지 않은 치료를 근거로 수십만 원에서 많게는 천만 원이 넘는 비용을 받는 것은 윤리적으로 문제가 될 수 있다.

안타깝게도, 그런 의료기관에서 고액의 치료를 받고도 증상이 전혀 호전되지 않아 눈물을 흘리며 하소연하는 환자들을 수십 명 만나왔다. 안타깝고, 때로는 솔직히 화가 나기도 한다. 의사도 사람이기에 언제나 옳은 판단만 하는 것은 아니다. 틀릴 수도 있다. 그렇기에 더욱 검증된 치료법을 따르고, 의학적 근거가 있는 방법을 준수하며, 때로는 보수적으로 접근하는 것이 환자에게 피해를 최소화할 수 있는 길이라고 생각한다.

정맥은 모든 통증의 원인이 아니다. 하지 통증은 복합적인 경우가 많다. 정맥은 그 수많은 원인 중 하나일 뿐이다.

혈관이
튀어나오지 않아도
하지정맥류일 수 있다

하지정맥류의 모든 것

앞서 언급했듯, 겉으로 혈관이 튀어나오지 않았는데도 하지정맥류, 좀 더 정확히 말하면 만성정맥질환이 있는 경우가 있다. 이는 하지정맥류가 발생하고 진행하는 과정을 살펴보면 이해할 수 있다.

하지정맥류는 결국 복재정맥이 늘어나거나 판막 기능이 약해져, 복재정맥 내 혈액이 심장으로 잘 올라가지 못하고 역류하면서 중력 방향을 따라 다리 쪽으로 내려와 정체되는 현상에서 시작된다. 이런 현상이 지속되면 복재정맥이 점점 늘어나고 커지며, 결국 연결된 작은 가지 정맥들도 덩달아 늘어나고 커진다. 이 작은 가지 정맥들이 커지고 늘어나면서 겉으로 울퉁불퉁 튀어나오게 되는 것이다.

여기서 문제는 그 중간 시점이다. 즉, 복재정맥 판막이 이미 고장 나 역류가 생기고 다리에 혈액이 정체되어 불편한데, 아직 작은 가지 정맥들이 겉으로 튀어나오지 않은 단계에 해당한다. 환자는 다리가 무겁고 붓고, 쥐가 나고, 저리고 땡기는데, 겉으로는 혈관이 보이지 않아 하지정맥류인지 아닌지 알 수 없는 상황이 된다.

이런 상태에서 환자들은 혼란을 겪는다. 다리가 아프긴 하니 병원을 가야 할 것 같은데, 어디로 가야 할지 모르겠고, 관절이나 뼈가 아픈 것도 아니며, 매일 심한 것도 아니고, 며칠 쉬면 괜찮아지기도 한다. 그러나 시간이 갈수록 점점 심해지는 느낌이 드는 이 애매한 단계가 바로 '튀어나온 혈관이 없는 하지정맥류'다. 사실 '하지정맥류'라는 단어 자체가 울퉁불퉁한 혈관을 지칭하기 때문에, 의학적으로는 이 시기를 '만성정맥질환' 혹은 '정맥기능부전'이라고 부르는 것이 더 정확하다.

임상 현장에서는 이런 환자들이 정말 많다. 과거에는 이런 경우 정형외과나 통증의학과를 찾아 허리 치료를 받거나 관절 주사를 맞고, 진통소염제를 처방받는 경우가 흔했다. 불과 10년 전만 해도 그랬다. 그러나 최근에는 하지정맥류에 대한 교육과 홍보가 늘고, 인터넷을 통한 정보 접근성이 높아지면서, 환자들이 혈관이 튀어나오지 않아도 증상을 근거로 병원을 찾아오는 경우가 많아졌다.

많은 분들이 '튀어나온 혈관이 없는 하지정맥류라면 초기 단계일 테니 약이나 주사로 치료되지 않을까?' 하고 기대한다. 그러나 안타깝게도 복재정맥에 역류가 명확하다면 약이나 주사만으로는 한계가 있다. 결국 울퉁불퉁 튀어나온 하지정맥류와 마찬가지로, 궁극적인 치료는 시술이나 수술이 정답이다.

반복해서 강조하지만, 하지정맥류·만성정맥질환의 진단 기준은 겉모습이 아니라 '초음파에서 역류가 확인되느냐'이다. 겉모습만으로는 알 수 없다.

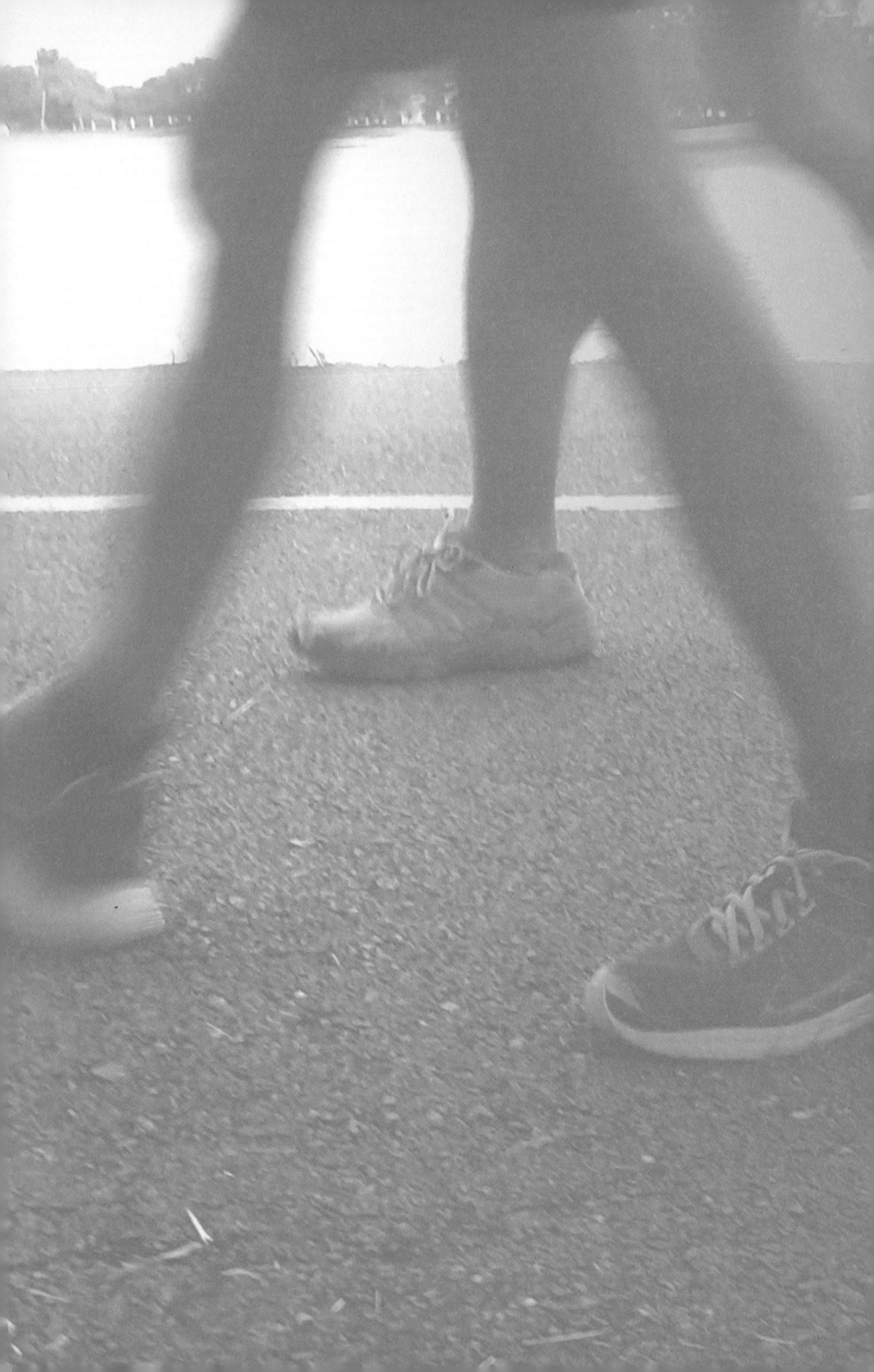

4장 병원 가기

검사에서 병원 선택까지, 진료 전에 필요한 모든 것

눈으로 보고, 손으로 만지고, 귀로 듣는 진료

하지정맥류의 먼 길

진료실에 내원하면, 먼저 다리의 형태학적 모습을 확인하기 위해 시진視診, inspection을 하고, 동반 증상을 확인하기 위한 문진問診, history taking을 진행한다. 이 두 과정이 반드시 선행되어야 한다. 필요할 경우 혈전 동반 여부나 근육통·혈전증을 감별하기 위해 촉진觸診, palpation도 시행한다.

안타깝게도 아직도 일부 의료기관에서는 환자의 다리를 제대로 보지도, 만져보지도 않은 채 검사 처방부터 내고, 검사 결과지만 보고 진료와 결론을 내리는 경우가 있다. 흔히 "의자에 앉은 의사가 의자에 앉아 있는 환자의 바지를 무릎까지만 적당히 걷어 올리게 한 뒤, 멀리서 종아리만 쓱 보고는 수술이 필요하다, 필요

없다를 운운하는" 행태가 비일비재하다. 이런 경우를 보면서도 하지정맥류를 진료한다고 말한다면 참으로 부끄러운 일이다. 또한 일부 병원에서는 CT 검사를 먼저 시행한 뒤 수술 여부를 결정하는 경우도 여전히 있다.

시진, 촉진, 문진. 겉보기에는 아날로그적이고 구식처럼 보일 수 있다. 그러나 기계나 검사가 절대 따라올 수 없는, 의사와 환자 사이의 전통적이면서도 필수적인 과정임을 반드시 명심해야 한다.

도플러 초음파검사란? CT검사는 필수는 아니다

하지정맥류의 모든 것

하지정맥류의 진단을 위해서는 도플러 초음파 검사가 필수적이다. 도플러 초음파검사란 일반적인 초음파 검사에 혈액의 움직임을 도플러 원리를 이용해 평가하는 기능이 추가된, 동적인 초음파 검사라고 이해하면 된다.

수없이 강조했지만, 하지정맥류 진단에는 도플러 초음파 검사가 반드시 필요하다. 정맥 혈액의 '역류'를 실시간으로 확인해야 하기 때문이다. 환자분들이 "겉에서 눈으로 보면 되지 않나요?"라고 묻기도 한다. 그러나 앞서 설명했듯 겉으로 혈관이 튀어나오지 않은 하지정맥류도 있으며, 정맥혈관 내 판막의 고장으로 인한 역류는 다리 속에서 일어나므로 외관만으로는 확인할 수 없다.

하지정맥류의 의학적 진단 기준 자체가 '초음파 검사상 역류가 0.5초 이상 지속될 때'라는 조건으로 시작한다. 따라서 눈으로만 내리는 진단은 의학적으로 엉터리다. 물론 이미 튀어나온 혈관은 일반인도 보고 알 수 있다. 하지만 이는 단순히 외관상 확인일 뿐이며, 의학적 진단을 위해서는 초음파 검사가 무조건, 무조건, 무조건 필수이다. 전 세계 어떤 나라의 진료 지침과 가이드라인에서도 초음파 검사를 필수 사항으로 첫 번째에 명시하고 있다. 초음파 검사 없이 눈으로만 '하지정맥류가 있다/없다'를 단정하는 의사는 하지정맥류를 아예 모르는 의사이거나, 수술하기 귀찮아하는 의사라고 해도 무방하다.

문제는 일부 대학병원에서 이런 초음파검사보다 CT 촬영을 먼저 시행하거나, 심지어 CT만 찍는 경우가 있다는 점이다. 초음파는 의사가 직접 시행해야 하므로 검사 대기 시간이 길고 번거로운 반면, CT는 기계가 빠르고 편하게 촬영할 수 있다. 그러나 CT는 방사선 노출이 있는 검사이며, 하지정맥류 진단을 위한 필수 검사가 아니다. 앞서 말했듯 진단 기준은 초음파에서 역류를 확인하는 것이다. 드물게 하복부 문제나 심부정맥 질환이 의심될 때 제한적으로 CT를 쓰는 경우는 있지만, 그 외에는 정당한 이유가 없다.

반복해서 말하지만, 하지정맥류 진단 기준은 '초음파 검사상 0.5초 이상의 역류'로 시작하기 때문에, CT만으로는 정확한 진단

자체가 불가능하다. 그럼에도 CT만 찍고 "애매합니다, 그냥 스타킹 신어보세요"라는 식의 설명을 하는 대학병원 사례가 실제로 있다. 겉으로 혈관이 튀어나오지 않아도 속에서 역류가 심해 통증을 겪던 환자가, CT 검사만 받고 애매하다는 소견과 의료용 압박스타킹 처방만 믿고 수년간 방황하다가 결국 내원한 경우가 여러 번 있었다. 초음파검사에서는 역류가 매우 심했고, 수술 후 증상이 말끔히 해결된 환자들도 있었다.

CT는 혈관의 정지된 영상과 모양만 보여줄 뿐, 판막의 동적인 기능을 평가하는 것은 애초에 불가능하다. 그래서 전 세계 모든 학회와 지침서는 초음파검사를 하라고 명시한다. 그러나 이를 모르는 환자들은 "유명 대학병원에서 했으니 정확하겠지"라며 그대로 믿고 따른다.

우리나라 환자들은 경증 질환도 대학병원을 고집하는 경향이 있다. 대학병원이 더 정확하고 치료를 잘할 것이라는 기대감 때문이다. 하지만 늘 그런 것은 아니다. 대형병원일수록 시스템은 복잡하고 절차는 많으며, 의사는 다양한 질환과 중증 환자를 상대하다 보니 진료 과정이 때로는 비효율적이고 바르지 못한 경우도 생길 수 있다.

초음파 검사, 병원마다 다른 시스템의 현실

초음파 검사를 위해 특별히 준비할 것은 없다. 다만 허벅지 위쪽, 사타구니 부위까지 검사를 해야 하므로 반바지를 입고 검사를 하게 된다. 대부분의 의료기관에서는 반바지를 준비해준다. 별도의 금식 같은 준비는 필요하지 않다.

무엇보다 중요한 점은 서서 검사하는 것이 원칙이라는 것이다. 혈액의 역류를 확인하는 검사이므로 서서 검사를 해야 정확하다. 누워서 검사를 하게 되면 경우에 따라 역류 확인이 제대로 이루어지지 않을 수 있다.

병원마다 검사 방식에는 차이가 있다. 하지정맥류를 전문적으로 진료하는 의료기관은 진료실에 초음파 장비가 비치되어 있어,

진료와 동시에 바로 초음파 검사를 시행한다. 진료하면서 환자의 증상을 듣고 이야기를 나누며 동시에 검사를 하고, 그 자리에서 결론을 내리는 방식이다.

반면 대형병원이나 대학병원처럼 다양한 질환을 다루는 의료기관은 진료실에 초음파 장비가 없는 경우가 많다. 이 경우 검사가 필요하다고 판단되면 검사실로 따로 가야 한다. 따라서 진료를 본 의사와 검사를 시행하는 사람이 다른 경우가 흔하다. 진료는 수술 집도의가 했지만, 초음파 검사는 초음파 기사에게서 받는 식이다.

1) 의사가 직접 검사하는 경우 vs 기사에게 맡기는 경우

수술할 의사가 직접 초음파 검사를 하면 장점이 많다. 환자의 증상을 들으며 불편한 부위를 중점적으로 확인하고, 수술이 필요한 상황이라면 어디를 어떻게 수술할지까지 실시간으로 판단해 첫날 바로 설명할 수 있다. 환자는 진료, 초음파 검사, 결과 확인, 수술 계획까지 한 번에 가능하다.

나 역시 환자의 증상을 듣고 문진과 시진을 하면서 동시에 초음파 검사를 진행한다.

반대로 검사실에서 초음파를 따로 받는 경우는 다소 비효율적이다. 검사를 시행하는 기사는 환자의 증상이나 세부적인 임상 맥락을 충분히 알지 못하고, 프로토콜대로 특정 부위만 검사해 결과지를 작성한다. 의사는 그 결과지를 보고 어느 복재정맥에 역류가 있는지, 크기는 어느 정도인지, 수술 적응증이 되는지를 판단하게 된다. 그러나 구체적인 수술 계획까지 세우는 데에는 한계가 있을 수 있다.

예를 들어, 정맥 혈관의 크기는 주행 부위에 따라 달라진다. 큰 부위와 작은 부위는 치료 방법을 달리해야 재발을 줄일 수 있다. 그러나 결과지에 기록된 몇몇 부위만으로는 전체적인 혈관 변화를 파악하기 어렵다. 혈관의 깊이, 교통정맥·관통정맥과의 연결도 부위마다 다르지만, 이런 세부 사항은 결과지에 모두 담기 힘들다. 초음파로 한번에 혈관의 주행을 따라서 연속적으로 검사를 하는 그 사람만 얻을 수 있는 정보이다. 수술 경험이 있는 의사가 직접 검사를 하면서 "수술할 때 어떤 점이 문제가 될지"를 직접 예상하며 확인하는 것이 가장 좋다.

2) 서서 검사 vs 누워서 검사

앞서 잠시 언급했듯, 검사실에서 검사를 하다 보면 시간이 길어져 환자가 오래 서 있기 힘들다는 이유로 15~20분 이상 누운 상태로 검사하는 경우가 있다. 그러나 역류 검사는 누워서 하면 정확도가 크게 떨어진다.

서서 검사하지 못할 경우 비스듬히 기울여 검사할 수는 있으나, 완전히 누운 상태에서 검사는 지양해야 한다. 누워서 하면 역류가 있어도 없는 것처럼 나오거나, 반대로 없어도 있는 것처럼 잘

못 측정될 수 있다. 따라서 모든 국제 가이드라인은 원칙적으로 서서 검사할 것을 명시하고 있다.

3) 수술 전 초음파 mapping

가장 강조하고 싶은 것은 수술 직전 초음파 검사이다. 수술 전, 수술을 할 집도의가 환자의 증상을 확인하며 직접 환자의 다리에 수술 부위를 표시하며 시행하는 과정이다. 이는 정교한 수술을 위해 가장 중요한 절차다.

서 있는 상태에서 고해상도 초음파 장비로 복재정맥뿐 아니라 작은 관통정맥, 교통정맥까지 꼼꼼히 확인하여 필요한 부위를 모두 표시한다. 이 과정이야말로 수술의 완성도와 재발률을 결정한다고 해도 과언이 아니다. 개인적으로 이 과정이 없다면 100점짜리 수술은 불가능하다고 생각한다. 이런 과정없이 몇주전에 시행한 검사결과지만 가지고 수술방에서 환자를 처음 만난다면 잘해야 90점짜리 수술에 그친다고 생각한다.

4) 수술 후 초음파 검사

수술 전 초음파 검사는 필수적이지만, 수술 후에도 초음파 검사는 중요하다. 수술이 잘 되었는지, 재발은 없는지, 혈전증 같은 합병증은 생기지 않았는지를 확인해야 한다.

보통 수술 후 최소 1~2회는 확인하는 것이 권고된다. 특히 혈전증은 드물지만 발생할 경우 대부분 1주일 내외에 나타난다. 이 시점에서 초음파 검사를 통해 합병증이 없는지 확인하는 것이 안전하다. 다행히 우리나라 환자는 서양인에 비해 혈전증 발생 빈도가 훨씬 낮다. 내 경험상 12,000명이 넘는 수술 환자 중 기저질환이 있던 환자 2명을 포함해 총 4명만이 혈전증을 경험했을 정도다.

다만 0%는 아니므로, 수술 후 초음파 검사를 통해 혈전증 여부를 확인하는 것은 환자의 안전을 위해 반드시 필요하다.

5) 사후 관리와 병원 선택 팁

수술 후 몇 달 혹은 몇 년이 지나 다리에 불편감이 있거나 재발이 의심되면 다시 검사를 받아보는 것이 좋다. 실제로 약 5%에서는 재발이 보고된다.

문제는 수술 후 초음파 검사를 받을 때마다 진료 예약과 비용이 발생한다는 점이다. 물론 검사는 비용을 지불하는 것이 맞다. 하지만 일부 전문병원은 서비스 차원에서 평생 무료 초음파 검사를 제공하기도 한다. 이는 환자의 편의성을 높이려는 배려이자, 수술 결과에 대한 자신감의 표현이라고 볼 수 있다. 물론 모든 개인병원이 그런 것은 아니므로, '수술 후 초음파 검사 비용은 어떻게 되는가?'를 미리 확인하는 것도 병원 선택에 유용한 팁이다.

대학병원 vs 개인병원, 하지정맥류 환자의 현실적인 선택

병원은 어디를 가야 하는지 궁금해하시는 분들이 많다. 우리나라는 외국에 비해 3차 의료기관, 즉 대학병원의 접근성이 매우 쉽다. 그러다 보니 무조건 대학병원을 선호하는 분들이 있다.

중증 질환이나 응급 질환, 특히 여러 의료진이 투입되어야 하는 대규모 수술이거나, 중대한 합병증 위험이 높아 중환자실 치료가 필요하거나, 여러 협력과의 협진이 필요한 질환이라면 종합병원이나 대학병원에서 치료를 받는 것이 유리하다. 물론 최근에는 심장 수술이나 뇌 수술 같은 중증도가 높은 수술도 대학병원이 아닌 전문병원에서 상당히 많이 시행되며, 좋은 결과를 나타내고 있다. 즉, 중증 질환일수록 특화된 의료기관들이 경쟁력을 점점 더 갖추게 되는 것이다.

반면, 가벼운 경증 질환이나 간단한 수술은 과거부터 특화된 의료기관들이 상당히 많이 분포해 있다. 경증 질환은 많은 의료 인력이 필요하지 않고, 경험이 많은 의사 한 명만 있으면 충분한 경우가 대부분이다. 따라서 구태여 대학병원 같은 대형 의료기관일 필요가 없으며, 특정 질환에만 전문적으로 집중하는 의원급 의료기관이 많이 존재한다.

하지정맥류는 대표적인 경증 질환 및 경증 수술이다. 실제 통계상 우리나라 하지정맥류 수술의 80% 이상이 개인병원에서 이루어지고 있으며, 대학병원에서 하는 경우는 20% 미만이다. 앞서 언급했듯 하지정맥류는 경증 질환이고, 경험 많은 한 명의 의사가 중요하기 때문에 전문병원 컨셉으로 전국에 하지정맥류만 전문적으로 수술하는 의료기관들이 제법 있다.

규모가 큰 대학병원의 혈관외과 의사들은 주로 중증도가 높은 동맥질환이나 이식 수술에 더 집중하는 경우가 많다. 정맥질환에는 관심이 적고, 하지정맥류 수술을 할 여력이 부족한 경우도 흔하다. 그래서 서울의 소위 빅5 대학병원 같은 큰 규모의 대학병원에서는 하지정맥류 환자에 대한 관심도가 낮고, 증상이 정말 심하지 않으면 대부분 압박스타킹이나 먹는 약 같은 보존적 치료만 권하는 경우가 많다. 또한 3차 의료기관의 경우 중증도가 낮은 수술의 비율이 높아지면 병원 평가에서 불이익을 받을 수 있기 때문에, 경우에 따라 몇 달 혹은 몇 년을 방치하다가 수술을 하게 되는 사례도 있다.

조금 더 구체적으로 비교하면, 대학병원에서 1년에 200건 이상의 하지정맥류 수술을 하는 곳은 전국에 손에 꼽을 정도다. 많아야 2~3곳 정도이고, 대부분은 연간 100건 이상도 잘 하지 않는다. 특히 앞서 말했듯 규모가 큰 대학병원일수록 오히려 하지정맥류 수술 건수는 더 적다. 반면 하지정맥류 전문병원으로 운영되는 개인병원은 1년에 500건 이상을 하는 곳들이 많고, 그중에는 연간 1,000건 이상 수술하는 의료기관도 있다.

이런 차이는 병원마다 관심을 두는 질환과 시스템의 차이에서 비롯된다. 어디가 더 낫다고 일률적으로 말하기는 어렵다. 하지만 나는 대학병원보다는 경험이 많은 개인병원을 권하고 싶다. 그 이유는 간단하다. 수술은 결국 많이 해본 의사가 잘할 수밖에 없기 때문이다. 물론 경험이 적어도 타고난 실력을 가진 훌륭한 의사도 있을 수 있다. 그러나 100명을 수술해본 사람이 1,000명을 수술해본 사람보다 잘하기는 어렵다.

또한 질환에 대한 집중도도 중요하다. 예를 들어 한 달에 5~6건 정도 가끔 하지정맥류 수술을 하는 의사와, 매일같이 하지정맥류만 수술하며 한 달에 100건 이상 하는 의사가 같을 수는 없다.

여러 질환을 두루 보면서 하지정맥류도 함께 진료하는 의사와, 하지정맥류만 집중적으로 진료하는 의사의 차이는 분명하다. 결국 병원의 규모와 명성이 아무리 뛰어나도 모든 질환에 대해 탁월한 경험과 이해도를 갖추기는 불가능하다. 진료하고 수술하는 것은 병원이 아니라 의사이며, 중요한 것은 그 의사가 얼마나 책임감과 노하우를 가지고 있느냐이다.

대학병원보다 개인병원의 장점을 설명했으니, 단점도 짚고 넘어가야 한다. 바로 과잉진단 문제다.

대부분의 의사들은 사명감과 윤리성을 바탕으로 환자에게 도움을 주기 위해 진료한다. 하지만 어느 집단에나 소수의 왜곡은 있을 수 있고, 의사 집단도 예외는 아니다. 특히 양성 질환의 영역에서는 이런 일이 더 나타날 수 있다.

생명을 다루는 응급·중증 질환은 진단과 치료가 매우 명확하다. 치료는 선택이 아니라 필수다. 그러나 하지정맥류 같은 양성 질환은 진단과 치료에 대해 의사마다, 그리고 환자마다 다양한 관점의 차이가 있을 수 있다.

예를 들어 하지정맥류가 심하게 튀어나오고 혈전이나 부종, 피부염 같은 합병증이 동반돼 수술이 꼭 필요한 경우가 아니라면, 아예 수술을 해주지 않는 의료진도 있다. "생명에 지장이 없으니 급하지 않다"는 논리다. 반대로 혈관이 약간만 보여도 수술을 권하는 의료진도 있다. "하지정맥류는 시간이 지나면 진행하니, 초기에 수술하는 것이 결국 환자에게 유리하다"는 논리다.

사실 두 의견 모두 일리가 있다. 어느 쪽도 의학적으로 틀린 것은 아니다. 초음파 검사상 망가진 정맥과 역류가 확인되고 환자에게 불편한 증상이 있다면, 수술은 환자에게 도움이 된다. 다만 증상이 아주 심하지 않고 애매한 경우, "조금 더 지켜보자" 할지, "수술을 권하자" 할지는 의사마다 다를 수 있다. 이런 경계성 상황에서 의사의 판단과 권유가 결정적인 역할을 하게 된다.

나는 다양한 다른 의료기관에서 진료를 받고 찾아오는 환자들을 매일같이 만난다. 대부분은 진단과 치료가 크게 다르지 않다. 초음파 검사 결과도 비슷하고, 그에 따른 판단도 대체로 대동소이하다.

그러나 일부, 약 10% 미만의 의료기관에서는 일반적이지 않은 진단과 치료를 권하는 경우가 있다. "수술을 권할 정도는 아닌데?" 싶은 환자들이 수술 진단을 받고 오는 것이다. 이런 경우는 대부분 특정 몇몇 의료기관에서 반복적으로 발생한다. 하지정맥류만 중점적으로 진료하는 의사들 사이에서는 이미 잘 알려진 사실이다. 이런 특정 기관은 의사들 내부 커뮤니티에서도 종종 도마 위에 오르곤 한다. 놀라운 점은, 그 중에는 유명하며 잘한다고 알려진 곳들도 있다는 것이다.

결국 문제는 환자를 중심에 두지 않고 의사 중심으로 판단하는 태도다. 환자를 위해서는 증상이 심한데도 "급하지 않다"며 돌려보내는 것도, 증상이 애매한데 무조건 수술을 권하는 것도 모두 옳지 않다. 중요한 것은 환자 중심의 관점이다. 환자가 원하는 것이 무엇인지, 환자에게 진정으로 도움이 되는 것이 무엇인지를 바라보려는 노력과 공감력이 반드시 필요하다. 하지정맥류 수술을 함으로 인해 환자가 더 편해지고 가벼워지는 부분이 있을 것인지를 환자 입장에서 항상 생각해야 한다.

하지정맥류, 어느 과를 찾아가야 할까?

하지정맥류는 혈관에 생기는 병이다. 그리고 혈관을 수술하는 병이다.

외국의 경우도 그렇지만, 하지정맥류를 주로 담당하는 진료과를 하나만 꼽으라면 혈관외과이다. 우리나라의 경우 외과 전문의라는 큰 틀 아래 혈관외과라는 분과 전문의 영역이 존재한다.

또한 흉부심장혈관외과에서도 하지정맥류 진료를 담당한다. 전통적으로는 '흉부외과'라고 불렸으나, 몇 년 전 '흉부심장혈관외과'라는 이름으로 더 포괄적으로 정식 변경되었다. '흉부'라고 하면 심장과 폐 두 가지 장기가 대표적이다. 심장 수술을 하면서 대동맥을 비롯한 다양한 혈관을 수술하고, 하지정맥류도 이 과정에서 진료와 수술의 영역에 포함된다. 일부 환자분들이 "흉부외과에서 왜 하지정맥류를 수술하나요?"라고 묻기도 하는데, 이러한 이유 때문이다.

그리고 일부 영상의학과, 즉 인터벤션Intervention을 전공한 의사들도 하지정맥류 시술을 한다. 원래 인터벤션이라는 분야는 영상 장비를 이용하여 각종 혈관 시술을 시행하는 영역이다. 혈관 촬영술을 시행하며 다양한 혈관 관련 시술을 진행하는데, 발거술 같은 수술적 치료는 하지 않지만, 인터벤션 영역에서 하지정맥류에 적용할 수 있는 치료법들이 늘어나면서 최근 몇 년간 인터벤션 전문의Interventional radiologist들이 하지정맥류 시술을 시행하는 사례가 많아졌다.

드물지만, 앞서 언급한 전문의가 아님에도 불구하고 하지정맥류 진료와 시술을 하는 곳들도 있다. 전공은 아니지만 본인이 자발적으로 진료하는 경우다.

따라서 병원을 방문하기 전, 나를 진료할 의사의 전공이 무엇인지, 쉽게 말해 어떤 과 전문의인지를 확인하는 것도 무척 중요하다.

하지정맥류의 모든 것

수술 비용, 보험 적용이 될까?

    뒤에서 보험과 관련된 내용을 자세히 설명할 예정이다. 궁금한 분들은 먼저 참고해도 좋다.

    여기서는 짧게 정리하자면, 하지정맥류 수술 비용은 기본적으로 보험 혜택을 받을 수 있다. 그러나 국가에서 보장하는 국민건강보험으로 보장받는 부분은 적고, 대부분이 법정 비급여 영역에 해당한다. 따라서 실제로는 개인적으로 가입한 사보험민간보험을 통해 보장을 받는 경우가 많다. 자세한 내용은 뒤에서 다시 설명하겠다.

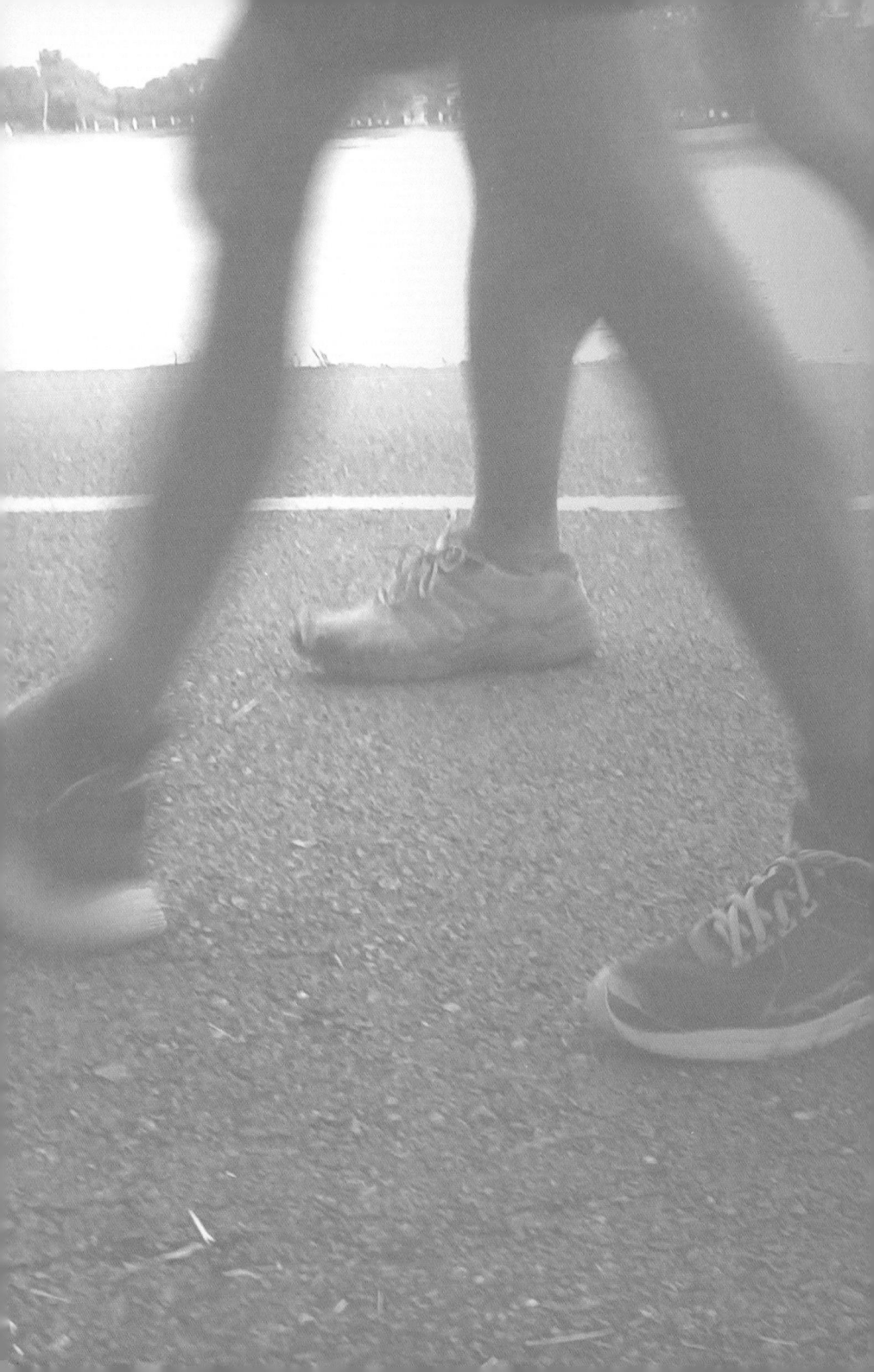

5장 치료하기

하지정맥류, 원리에서 최신 수술까지

치료는 꼭 해야 할까? 안 하면 어떻게 되나?

"수술 꼭 해야 하나요…?"라고 묻는 분들 대부분은 아직 불편함이 크지 않은 경우일 것이다. 이미 불편이 심하다면 당연히 수술을 주저하지 않고 받으러 오시기 때문이다.

하지정맥류로 인해 생기는 불편함은 크게 두 가지다. 첫째는 외관상 보기 싫고 거슬리는 이유, 둘째는 경련, 묵직함, 피로감, 통증, 부종 등과 같은 불편한 증상이다. 물론 대부분의 환자는 이 두 가지를 함께 갖고 있다.

사실 의사 입장에서 첫 번째 이유, 즉 외관 문제는 상대적으로 중요하지 않다고 본다. 보기 싫은 것은 주관적인 기준이므로, 본인이 괜찮다면 당장은 큰 문제가 되지 않기 때문이다. 그래서 실제로 일부 병원에서는 하지정맥류 환자가 진료를 보러 와도 다리를 제대로 살펴보지 않는 경우가 있다. 그러나 너무 심하게 울퉁불퉁 튀어나온 경우라면 이야기가 달라진다. 외관상의 문제를 넘어 혈전성 정맥염의 위험성이 높아지기 때문이다. 실제로 치료하지 않은 하지정맥류 환자에서 심부정맥혈전증 발생 위험이 정상인보다 2~5배 높다는 연구도 있다.

두 번째 이유인 증상과 불편함은 사람마다 매우 다르다. 어떤 사람은 다양한 증상이 전혀 없기도 하다. 같은 상황에서도 통증을 느끼는 정도가 다 다른 것과 같다. 하지만 증상이 없다고 해서 문제가 없는 것은 아니다. 합병증이 생겨 반드시 수술해야 하는 상황이 오는데도, 증상이 뚜렷하지 않아 모르고 방치하다 치료가 늦어지는 경우가 생각보다 흔하다. 특히 예민하지 않고 무던한 성격의 중년 남성 환자들이 "나는 괜찮은데 마누라가 하도 뭐라고 해서 억지로 왔어요"라며 아내 손에 이끌려 오는 경우가 많다. 외관상 심한 하지정맥류라고 해서 반드시 통증이나 불편감이 더 심한 것은 아니다. 사실 심한 환자일수록 오래된 경우가 많아 증상이 덜한 경우도 많다. 안 아프다 보니 신경 쓰지 않고 방치하다가 악화되는 것이다. 즉, 겉으로 보이는 심한 정도와 통증의 정도는 별다른 상관관계가 없다.

그렇다면 하지정맥류가 있지만 본인이 치료 필요성을 느끼지 못할 때는 어떻게 해야 할까? 치료를 꼭 해야 할까?

1) 치료를 당장 해야 한다는 입장

하지정맥류는 진행성 질환이다. 한 번 생긴 것은 절대로 저절로 좋아지지 않고 반드시 진행한다. 시간이 지나면 불편한 증상은 악화되고, 외관상 보이는 혈관도 많아진다. 진행된 상태에서 수술을 하면 수술 통증, 합병증 위험, 회복 기간, 비용 부담이 더 크고, 무엇보다 심한 환자일수록 같은 치료를 해도 재발 위험이 높다. 따라서 이미 하지정맥류가 생겼다면 방치할 이유가 없다. 빨리 치료할수록 좋다.

2) 치료를 당장 안 해도 된다는 입장

하지정맥류는 생명에 지장이 없는 질환이며 응급 질환도 아니다. 드물게 심부정맥혈전증이나 폐동맥색전증 같은 합병증이 생길 수는 있지만, 극히 적은 빈도이고, 그런 경우에는 대부분 통증과 불편함이 동반되므로 그때 치료해도 늦지 않다. 불편한 증상이 심하거나 외관상 보기 싫다면 치료를 해도 좋지만, 증상이 거의 없고 외관상으로도 심하지 않다면 얼마든지 나중에 치료해도 된다. 당장 해야 하는 수술은 절대 아니다.

두 가지 입장 모두 맞는 말이다. 결국 본인의 상황에 따라 판단하면 된다.

나의 설명은 이렇다. 이미 어느 정도 육안으로 분명히 보이는 튀어나온 하지정맥류가 있다면 치료를 권한다. 또한 불편한 증상이 상당해 삶의 질이 떨어질 정도라면 참지 말고 치료하는 것이 옳다. 참는다고 좋아지는 것이 아니기 때문이다. 반면 외관상 아주 미미하거나 증상이 거의 없다면 조금 더 지켜보다가 수술해도 된다. 다리 속에 역류가 일부 있다고 해서 당장 큰일 나는 것은 아니다.

하지정맥류와 압박스타킹, 뗄 수 없는 동행

하지정맥류는 예방이나 관리 단계에서도, 수술 후에도, 혈관경화요법 후에도 늘 의료용 압박스타킹 착용이 따라온다. 앞에서도 수없이 언급했듯 하지정맥류 관리와 치료에서 의료용 압박스타킹은 빼놓을 수 없다.

먼저 그 기본 원리를 간단히 살펴보자. 하지정맥류는 정맥의 역류 혈액으로 인해 혈액이 심장으로 잘 올라가지 못하고 다리로 내려오거나 정체되면서 발생한다. 따라서 다리에 혈액이 정체되지 않게 하고, 심장 쪽으로 최대한 올려주는 역할이 중요한데, 의료용 압박스타킹은 다리를 압박함으로써 혈액이 아래로 역류하지 못하게 막아주고, 조금이라도 심장으로 밀려 올라가도록 돕는 역할을 한다. 즉, 다리에 압력을 증가시켜 정맥 혈액이 위로 이동할 수 있도록 보조하는 원리이다.

많은 분들이 묻는다. "오히려 피가 더 안 통하는 것 아닌가요?"

의료용 압박스타킹은 발목의 압력이 가장 높고, 종아리·허벅지로 올라갈수록 점차 낮아지는 점진적 압력graduated compression 구조다. 따라서 발목에서 허벅지 방향으로 혈액을 밀어 올려주는 효과가 있다. 물론 압력이 지나치게 강하면 일부 혈관이 과도하게 압박되어 동맥 순환에 영향을 주거나 오히려 불편감을 유발할 수 있다. 하지정맥류와 관련해서는 보통 20~30mmHg의 압력이 권고된다. 하지만 사람의 체형, 제품의 디자인과 재질 등에 따라 불편감을 느끼는 경우도 제법 있다.

중요한 점은 의료용 압박스타킹은 본인의 증상을 완화시키기 위해 신는 것이라는 점이다. 아프고 불편해도 반드시 참고 신어야 하는 필수 제품은 아니다. 다음과 같은 경우라면 억지로 착용할 필요는 없다.

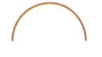
첫째, 알레르기가 심해 피부 트러블이 생기는 경우

둘째, 지나치게 조여 답답하거나 피가 안 통하는 듯한 불편감과 통증이 심할 때

스타킹은 대부분 긍정적인 효과를 주고 증상 완화에 도움이 된다. 지난 수십 년간 섬유공학의 발전과 다양한 회사들의 제품으로 품질은 개선되었지만, 여전히 주된 재질은 나일론과 폴리우레탄이다. 따라서 완벽한 착용감을 제공하지는 못한다. 최근에는 면 함량을 늘려 알레르기 등 피부 트러블을 줄인 제품들도 출시되었으나, 아직 완벽하다고 보기는 어렵다. 또한 사람마다 체형이 달라 종아리 둘레를 기준으로 사이즈를 측정해 착용하지만, 발목·무릎·허벅지 둘레에 따라 착용감은 천차만별이다.

1) 의료용 스타킹과 일반 스타킹의 차이점

일반 공산품 스타킹은 점진적 압력이 아닌 동일 압력을 제공한다. 따라서 허벅지 부위가 가장 타이트해져, 다리에서 심장 쪽으로 올라가야 할 정맥혈 순환을 오히려 방해할 수 있다. 이 경우 부종이 악화될 가능성이 있다. 물론 압력이 낮고 체형에 잘 맞는 제품이라면 부작용은 없을 수도 있지만, 하지정맥류나 하지부종 증상 완화를 위해서는 의료용으로 허가된 제품이 더 적합하다.

또한 압력 단위 표기에서도 차이가 있다. 의료용 제품은 mmHg 단위를 사용하지만, 공산품 스타킹은 보통 데니아D 단위로 섬유 굵기를 표기한다.

의료용 압박스타킹의 형태와 종류도 다양하다. 가장 대중적인 것은 무릎까지 올라오는 무릎형, 그다음으로 허벅지형, 그리고 팬티형이 있다.

발등이 덮이는지 여부도 중요한 변수다. 해부학적으로 하지 정맥은 발등과 발바닥에서부터 시작되므로, 발등이 덮이는 제품을 우선적으로 권한다. 발목부터 시작되는 제품만 착용하면 발이 붓는 경우가 생길 수 있다. 다만 발목이 두껍거나 주변 살이 많은 사람은 발목부터 올라오는 것이 오히려 착용하기 용이할 수도 있다. 따라서 여러 제품을 직접 착용해보며 본인에게 맞는 것을 찾는 것이 가장 확실하다.

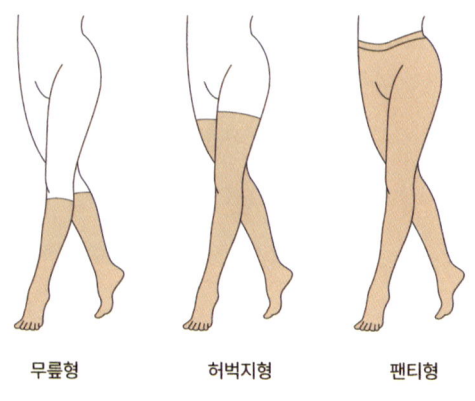

무릎형　　　허벅지형　　　팬티형

의료용압박스타킹 종류

앞서 2장에서도 언급했지만, 의료용 압박스타킹과 관련해 가장 궁금한 점은 '과연 하지정맥류의 치료나 예방 효과가 있느냐'이다. 결론적으로 말하면, 치료 효과나 진행 예방 효과는 미미하다. 착용하면 그날의 부종, 통증, 피로감은 완화되지만, 하루 이틀만 안 신어도 다시 원래 상태로 돌아간다. 즉, 일시적 증상 완화가 주된 목적이라고 이해하면 된다.

2) 수술 이후 스타킹을 신는 이유

수술 후 의료용 압박스타킹을 착용하도록 권하는 이유는 크게 두 가지다.

첫째, 부종과 멍을 억제해 회복을 촉진하고 통증을 줄인다.

둘째, 폐쇄된 혈관에 압력을 추가해 폐쇄 효과를 높인다.

사실 첫 번째 이유가 대부분이다. 두 번째 이유는 과거에는 중요하게 여겨졌지만, 현재는 그 의미가 줄어들었다. 과거에는 압박을 잘 해주는 것이 치료된 정맥의 폐쇄율을 높인다고 생각해 3개월 이상 착용을 권하기도 했다. 그러나 최근에는 수술 기법이 발전해 정맥 폐쇄의 효율이 거의 완벽해졌다. 따라서 스타킹 착용 여부가 치료된 정맥의 폐쇄율에 차이를 주지 않는다는 연구들이 발표되면서, 과거보다 중요성이 떨어졌다.

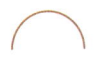 즉, 의료용 압박스타킹을 신는다고 재발을 예방하거나 치료 효과가 좋아지는 것은 아니다. 쉽게 비유하자면, 관절이 아플 때 아대

를 착용하면 통증이 줄어드는 것과 같다. 의료용 압박스타킹 역시 수술 후 착용하면 통증이 줄고 피부의 흔들림이 방지되어 활동하기가 수월해진다. 즉, 수술 후 스타킹을 신으라는 이유는 덜 아프고, 부종과 멍이 빨리 경감되도록 하기 위한 목적이 대부분이다.

결국 다시 말하면, 너무 불편하다면 반드시 참고 신을 필요는 없다.

하지정맥류 수술의 원리, 어떻게 진행되나

하지정맥류 수술의 기본 원리에 대해 설명하려 한다. 계속 반복되는 이야기이지만, 하지정맥류는 역류가 생겨버린 정맥 때문에 하지의 정맥 혈액이 심장으로 올라가지 못하고, 중력을 이기지 못해 아래쪽으로 흘러내리면서 정체되고 정맥이 확장되면서 발생하는 질환이다. 즉, 정맥 내 판막이 제 기능을 못해 혈액이 역류하고, 아래쪽에 과도하게 고이게 되는 것이 문제다.

정맥 판막을 고쳐서 역류가 생기지 않게 하여 혈액이 중력을 거슬러 심장으로 잘 올라가도록 만들 수 있다면 좋겠지만, 아직까지는 판막을 수리하는 방법이 없다. 혈관이 막힌 경우라면 뚫어주면 되지만, 하지정맥류는 막히는 개념이 아니라 반대로 너무 크게 늘어나 탄력을 잃은 정맥 안에 혈액이 정체되는 질환이다.

따라서 수술의 원리는 이렇게 늘어나고 역류가 생겨 문제를 일으키는 혈관을 '고치는 것'이 아니라, 선택적으로 막아버려 역류를 차단하고 궁극적으로 해당 혈관이 사라지도록 하는 것이다. 즉, 판막이 고장 나 과도하게 늘어나 쓸모없게 된 혈관을 제거하는 원리이다. 생각해보면, 울퉁불퉁 튀어나온 혈관은 태어날 때 있던 것이 아니라 살면서 비정상적으로 형성된 덩어리이므로 다시 없애버리는 것이 치료의 기본 개념이라 할 수 있다.

1) 혈관을 없애도 문제가 안 되나요?

많은 환자들이 묻는다. "혈관을 없애도 괜찮을까요? 그래도 기능이 있지 않나요?"

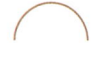

결론적으로는 전혀 문제가 되지 않는다. 다리에는 수없이 많은 정맥이 존재하며, 이 중 고장 난 혈관만 선택적으로 없애기 때문이다. 정상 혈관을 없애면 당연히 문제가 되지만, 하지정맥류 수술은 판막이 고장 나 역류가 생긴 '나쁜 혈관'만 골라서 제거한다.

과거에는 절개를 해서 혈관을 묶고 몸 밖으로 빼내는 방식이었다. 최근에는 절개 없이 바늘 구멍을 내어 혈관 안으로 들어가 열로 지지거나 약물을 주입해 혈관을 막고 없애는 방식으로 발전했다. 이렇게 역류가 생긴 혈관을 제거하면, 정상 혈관들의 효율이 오히려 좋아져 전체적인 하지 혈액순환이 개선된다.

결론적으로 하지정맥류 수술은 정상 혈관은 남기고, 역류로 정상 혈류를 방해하는 비정상 혈관만 제거하여 정상 혈관이 효율적으로 기능할 수 있도록 도와주는 치료이다. 문제 혈관을 얼마나 정확히 찾아내어 깨끗하게 없애느냐가 재발 예방의 핵심이다.

2) 시술인가요? 수술인가요?

환자들이 자주 묻는다. "저는 하지정맥류 시술을 받는 건가요, 수술을 받는 건가요?"

사실 두 가지 표현 모두 맞다.

통상적으로 수술은 피부에 절개를 가해 조직 일부를 자르거나 제거하는 행위를 말한다. 반면 시술은 절개 없이 바늘 구멍 등을 통해 내부에서 치료하고 나오며, 조직 절제는 없는 비교적 덜 침습적인 행위로 구분된다. 하지정맥류 치료는 이 두 가지가 섞여 있는 경우가 많다.

예를 들어 발거술처럼 혈관을 직접 제거하는 방법은 확실히 '수술'이다. 반면 혈관 안에 들어가 열로 지지거나 약물을 넣어 막는 열치료나 비열치료는 '시술'에 가깝다. 그러나 문제는, 이런 열·비열치료를 하더라도 울퉁불퉁 튀어나온 혈관이나 피부 가까이에 있는 혈관은 별도로 제거해야 하는 경우가 많다. 즉, 시술로 구분되는 치료를 하더라도 대부분은 부분적 제거수술이 병행된다. 그래서 전체적으로 보면 '수술'로 보는 것이 맞다.

이런 논란이 생긴 이유는 의학적 치료가 점점 덜 침습적으로 발전하고, 환자 입장에서도 '칼로 째는 수술'보다 '시술'이라는 표현이 주는 심리적 부담이 적기 때문이다. 따라서 수술보다는 시술에 가까운 행위가 늘어나면서 이런 질문이 많아졌다.

여기에 혼란을 주는 또 하나의 요인은 보험 기준이다. 우리나라 건강보험심사평가원과 민간 보험회사에서는 수술과 시술 여부에 따라 보험 적용을 달리한다. 예를 들어 수술은 보험이 되고, 시술은 보험이 안 되는 식이다. 하지만 앞서 말했듯 하지정맥류 치료는 결국 역류 혈관을 제거하는 과정이다. 일부 절차는 시술에 가까워졌지만, 전체적으로는 수술로 구분하는 것이 의학적으로 옳다.

다만 과거 방식과 구분하기 위해 발거술은 '수술', 열치료 및 비열치료는 '시술'이라고 부르기도 한다. 그러나 엄밀히 말하면 이들 모두 수술 행위에 해당한다.

발거술 스트리핑, 고전적이지만 여전히 의미 있는 수술법

하지정맥류 수술 방법 중 가장 오래된 고전적인 방법이다. 통상적으로 발거술 또는 스트리핑stripping, 혹은 절개수술이라고 표현한다. 앞서 말했듯 하지정맥류 수술은 고장 난 혈관을 제거해 비정상적인 역류 흐름을 없애는 것인데, 발거술은 피부를 절개하여 혈관을 몸 밖으로 꺼내는 방법이다.

과거 초음파 장비가 없던 시절에는 눈으로 직접 보면서 수술해야 했기 때문에 피부 절개를 크게 넣고 혈관을 찾아 제거하는 방식이었다. 지금은 초음파로 혈관 위치를 미리 확인할 수 있어, 숙련된 의사라면 1cm 미만의 절개만으로도 수술이 가능하다.

단점은 어쨌든 피부 절개를 피할 수 없고, 수술 후 통증과 멍이 일정 부분 동반될 수밖에 없다는 점이다. 또한 혈관을 잡아당겨 몸 밖으로 빼내는 과정에서 주변 조직이 물리적 손상을 입을 가능성이 있어, 신경 손상 위험이 상대적으로 가장 높은 방법으로 분류된다.

장점은 반대로 아주 심한 경우에도 적용할 수 있다는 것이다. 예를 들어 혈관이 심하게 늘어나 있거나, 이미 혈전이 있거나, 울퉁불퉁한 정맥류가 매우 심한 경우에도 수술이 가능하다. 또한 나라마다 차이는 있으나, 우리나라에서는 국민건강보험이 적용되는 유일한 하지정맥류 수술법으로 상대적으로 가장 저렴하다.

과거에 비해 이 방법을 시행하는 의료기관은 줄었으며, 혈관외과가 아닌 경우 아예 시행하지 않는 병원도 많다. 우리 의료기관에서는 전체 수술의 10~15% 정도가 발거술에 해당한다.

레이저와 고주파, 하지정맥류 치료의 표준이 되다

앞서 언급한 발거술은 100년 이상의 역사를 가진 수술 방법이다. 그런데 20세기 후반, 1980년대에 초음파가 의학 분야에 도입되면서 하지정맥류 치료에 큰 변화가 일어났다. 혈관의 위치를 굳이 절개하지 않고도 확인할 수 있게 된 것이다.

1999년과 2000년, 미국에서 하지정맥류의 고주파 수술과 레이저 수술이 도입되어 허가를 받았다. 발거술이 100년간 유일한 수술 방법이었다면, 2000년대 이후에는 레이저와 고주파를 이용한 열치료가 대세로 자리 잡은 것이다.

레이저와 고주파 수술은 발거술처럼 직접 혈관을 뽑아내는 방식이 아니라, 열로 혈관을 지져 없애는 개념이다. 초음파로 혈관을 확인한 뒤 바늘 같은 카테터를 혈관 안에 삽입해 문제 있는 혈관을 내부에서 열로 지져 제거한다. 발거술과 달리 피부 절개나 혈관을 뜯어내는 과정이 없으므로 흉터, 멍, 통증, 신경손상이 훨씬 줄었다.

초창기에는 장비 성능이 부족해 재발이 많았으나, 현재는 장비와 노하우가 발달하여 발거술보다 재발률이 오히려 적다는 평가를 받고 있다.

나라마다, 병원마다 차이가 있지만, 레이저는 현재 4세대 1940nm 장비까지 발전해 사용되고 있으며, 고주파는 2세대 장비가 주로 사용된다. 사실상 발거술보다 단점은 거의 없다. 다만 수술 비용이 발거술보다 비싸다는 점이 유일한 단점이다.

이런 열치료 두 가지 방법은 현재 전 세계 모든 학회와 가이드라인에서 하지정맥류의 가장 표준화된 수술법으로 권장되고 있다.

두 방법의 차이를 간단히 말하면, 발생하는 열의 온도다. 고주파는 레이저보다 저온이어서 수술 후 통증이 좀 더 적은 경향이 있다. 하지만 효과 면에서는 두 방법이 거의 동등하다. 우리 의료기관의 경우 전체 수술의 약 60~70%가 레이저나 고주파 같은 열치료에 해당한다.

하지정맥류의 모든 것

비열치료, 통증은 줄이고 회복 속도는 높인 3세대 수술법

수술 명칭이 너무 복잡하고 길어, 통상적으로는 상품명인 베나실VenaSeal, 클라리베인ClariVen, 플레보그립Flebogrif 세 가지가 2025년 여름 기준 한국에서 사용되는 비열치료 방법이다.

이 방법들은 쉽게 말해, 역류가 있는 복재정맥에 약물을 넣어 혈관을 폐쇄하고 사라지게 하는 방식이다. 열치료 과정에서 발생하는 열에 의한 손상이 없기 때문에 통증이 더 적고, 주변 조직 손상도 훨씬 더 적다. 의학 용어로 '시아노아크릴레이트를 이용한 복재정맥폐쇄술'에 해당하는 치료가 베나실이며, '경피적 기계화학 폐쇄술'에 해당하는 치료가 클라리베인과 플레보그립이다.

아직 상품명은 결정되지 않았지만, 2025년 후반기에는 베나실

이외에도 '시아노아크릴레이트를 이용한 복재정맥폐쇄술' 제품이 순수 국내 기술로 생산·시판될 예정이라고 한다.

전자는 혈관 안에 접착제 성분시아노아크릴레이트, cyanoacrylate을 주입해 혈관을 막아 역류를 차단하고, 막힌 혈관이 몸 안에서 서서히 흡수·소멸되는 원리다. 후자는 혈관 내막을 물리적으로 긁어 수축을 유도함과 동시에 경화제sclerosant라는 물질을 주입해 혈관을 막고, 이후 서서히 사라지게 하는 원리다.

발거술처럼 물리적으로 직접 뜯어내거나, 열치료처럼 열로 지지거나 태워 없애는 것이 아니라, 약물을 이용해 없애는 방법이기에 물리적 손상이나 열 손상이 거의 없고 통증도 적다. 무엇보다 신경 손상이 생기지 않는다는 점이 큰 장점이다.

다만 단점도 있다. 수술 비용이 열치료보다 비싸고, 하지정맥류가 너무 심한 경우에는 적용이 쉽지 않다. 또한 주입할 수 있는 약물 용량에 제한이 있어, 너무 광범위한 경우에는 적용이 어렵다. 드물지만 약물 알레르기 등의 부작용이 나타나는 경우도 있어 수술 전에 전문가와 충분히 상담해야 한다.

전 세계적으로 사용이 점차 증가하고 있으며, 앞으로 더 기대되는 혁신적인 방법이다. 우리 의료기관의 경우 비열치료가 전체 수술의 20~25%를 차지하고 있으며, 향후 조금씩 더 증가할 것으로 예상된다.

하지정맥류의 모든 것

나에게 맞는 하지정맥류 수술법은 무엇일까

　방법들이 다양하고 어렵다 보니, 솔직히 잘 모르겠는데 그래서 결론적으로 어떤 수술 방법이 좋은 걸까? 이 질문은 여러 자리에서 수없이 받았지만, 절대적인 방법은 존재하지 않는다. 만약 특정 방법이 확연히 가장 좋다면 다른 방법들은 이미 사라졌을 것이다. 그러나 현재 앞서 언급한 1~3세대 모든 수술 방법들이 공존하고 있는 이유는 각각의 특장점이 있기 때문이다.

　혈관의 크기, 길이, 깊이, 개수, 재발 여부, 기저질환, 비용 차이 등을 종합적으로 고려해 최적의 방법을 결정해야 한다. 다만 확실히 말할 수 있는 것은, 2025년 현재 기준으로 열치료레이저·고주법이라는 점이다. 이는 모든 국제 학회와 가이드라인에서 공통적으로 일관되게 권장하는 사실이다. 따라서 "발거술이 재발이 제일 적다", "베나실이 가장 좋다"라는 식의 표현은 의학적 근거가 부족하다.

일부 의료기관에서는 한 가지 방법만 권유하는 경우가 있는데, 이는 수술 의사가 본인이 선호하거나 익숙한 방법이 있어서일 수 있다. 그러나 한 가지 방법이 언제나 최고일 수는 없다.

나는 개원 이래 모든 수술 방법을 골고루 시행해왔고, 각 수술 방법을 1,000례 이상 경험했다. 특히 발거술, 레이저수술과 고주파수술 같은 치료는 각각 3,000례 이상 경험했다. 열치료를 가장 많이 해오고 있는데 이유는, 앞서 말했듯 열치료가 현재 가장 보편적으로 권장되는 방법이기 때문이다. 물론 열치료가 항상 최선이라는 뜻은 아니다. 상황에 따라 다른 방법들이 더 적합한 경우가 분명히 있다.

그동안 모든 방법을 시행해오면서 장단점과 특성을 직접 경험했고, 이를 통해 비교할 수 없는 나름의 노하우와 경험을 축적했다고 자부한다. 개인적으로는 몇 년 후면 열치료와 동등한 수준으로 비열치료가 권장되는 시대가 올 것이라고 예상한다. 의학 기술은 놀라울 정도로 빠르게 발전하고 있기 때문이다.

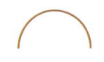
결국 중요한 것은 어떤 방법이냐가 아니라, 어떤 의사냐이다. 과거에는 발거술 하나뿐이었지만, 당시에도 경험이 많은 선배 의사들은 충분히 좋은 수술 결과를 만들어냈다. 오늘날도 마찬가지다. 수술 방법 자체보다 의사가 경험과 신중함을 얼마나 잘 살려 수술하느냐가 좋은 결과를 좌우한다.

다만 독자들에게 강조하고 싶은 것은, 방법마다 분명한 특징과 장단점이 있다는 점이다. 따라서 수술 전에 충분히 알아보고, 특히 특정 고가의 방법만을 고집하며 권하는 의료기관도 많으니 반드시 다른 의료기관도 방문하여 상세히 상담을 받아보기를 권한다.

혈관경화요법의 원리와 한계, 그리고 활용 범위

일명 주사치료라고 불리는 방법이다. 영어로 sclerotherapy라고 한다. 일부 환자분들이 '혈관강화요법'으로 오해하기도 하지만, '강화'가 아니라 '경화'다. 말 그대로 혈관을 딱딱하게 경화시켜 부분적으로 혈관을 사멸시키고 사라지게 하는 치료 방법이다.

앞서 반복해서 말했듯 하지정맥류 시술이나 수술은 결국 혈관을 없애는 치료이다. 역류가 있거나 이미 늘어나 쓸모없게 된 혈관을 제거하는 것인데, 혈관경화요법은 없애고 싶은 혈관에 약물을 주사하여 사멸시키는 방법이다. 경화제sclerosing agent를 혈관 안에 주입해 혈관 내피세포를 사멸시키고 섬유화 반응을 일으켜 궁극적으로 해당 혈관을 없애는 것이다.

"주사만으로 치료가 된다니 얼마나 좋은가?" 싶지만, 간단한 만큼 제한적이다. 범위가 넓거나 굵은 혈관은 치료하기 어렵다. 구체적으로 말하면, 이미 역류가 진행된 복재정맥이나 울퉁불퉁한 하지정맥류는 혈관경화요법으로 치료하기 쉽지 않다. 즉, 실핏줄 치료에만 효과적인 방법이다. 원인이 되는 뿌리혈관인 복재정맥에도 고농도의 약물을 주사해 시도할 수는 있지만, 재발률이 워낙 높아 복재정맥 치료에는 사용하지 않는 것이 여러 연구 결과의 결론이다.

따라서 보통은 작은 혈관, 즉 모세혈관telangiectasia, 거미양정맥류spider vein, 망상정맥reticular vein 같은 빨간색·파란색 작은 혈관이나, 수술 후 남은 일부 분지정맥류를 치료할 때 사용한다.

과거에는 혈관경화요법에 대한 경험과 노하우가 부족해 굵은 혈관에도 시도했었다. 우리나라에서도 10~20년 전에는 광범위하게 시행되었다. 하지만 앞서 말했듯 재발률이 너무 높았고, 이후 더 효과적이고 안전한 수술법들이 개발되면서 현재는 주로 실핏줄 치료에만 사용된다. 그럼에도 일부 환자분들은 과거 주사치료 경험 때문에 "주사로 하면 안 되나요?"라고 묻기도 한다. 그러나 복재정맥 역류가 있거나 겉으로 튀어나온 하지정맥류에는 적용이 어렵다.

또 하나 알아둘 점은, 혈관경화요법 이후 색소침착pigmentation

이 흔히 생길 수 있다는 것이다. 대부분은 수개월 이내에 사라지지만, 피부 색소세포 특성에 따라 얼룩덜룩한 자국이 1~2년 이상 남는 경우도 있다. 이럴 때는 약국에서 판매하는 색소 연고나 크림이 도움이 되기도 한다.

시술 후에는 의료용 압박스타킹을 착용해 치료 부위를 잘 압박하고, 자외선 노출을 피하는 것이 색소침착을 줄이는 데 도움이 된다.

또한 바늘 굵기와 시술자의 숙련도에 따라 시술 통증과 결과가 달라진다. 당연히 바늘이 가늘수록 통증은 적다. 많은 의료기관에서는 25-27G 바늘을 사용하지만, 더 얇은 30-31G 바늘을 사용하면 통증을 줄일 수 있다.

하지정맥류 수술, 마취는 어떻게 하나?

수술 중 마취는 환자에게 직결되는 중요한 사항이다. 수술이 잘 되는 것이 가장 중요하겠지만, 안전하게 그리고 통증 없이 수술을 받는 것도 무척 중요하다. 특히 하지정맥류 수술은 반드시 생명을 구하기 위해 시행하는 중증 질환 수술이 아니라, 편안함과 삶의 질 향상을 위한 목적이 크기 때문에 수술 과정 또한 보다 수월하고 편안해야 한다고 생각한다.

보통 하지정맥류 수술 시 시행되는 마취 방법은 전신마취, 수면마취, 하반신마취^{척추마취}, 국소마취 네 가지가 있다.

1) 전신마취

가장 강력한 마취 방법으로, 보통 개복수술이나 뇌수술처럼 시간이 오래 걸리고 환자가 절대로 움직이면 안 되며 통증이 심한 수술에서 시행한다. 전신마취는 숨도 스스로 쉬지 못하므로 인공호흡기를 달고 진행한다. 따라서 하지정맥류 수술에는 최근 거의 사용하지 않는다. 하지정맥류 수술은 전신마취를 꼭 할 정도로 오래 걸리거나 많이 아픈 수술이 아니기 때문이다. 다만 일부 대학병원에서는 시스템상의 이유로 아직도 전신마취를 시행하는 경우가 제법 있다.

2) 수면마취

말 그대로 환자가 수면 상태에서 수술을 받게 하는 마취이다. 전신마취처럼 모든 신체 기능을 멈추는 것이 아니라, 자발적인 호흡이 유지되고 약간의 움직임은 있지만 수술 중 통증을 느끼지 않을 정도로 깊은 수면 상태에 들어간다. 수면내시경에서 시행하는 마취와 비슷하다. 너무 깊게 하면 수술 중 호흡곤란이 생길 수 있어, 대부분의 의료기관에서는 국소마취와 함께 가볍게 수면마취를 병행하는 형태로 시행한다.

3) 하반신마취 척추마취

요추 주변에 마취제를 주사해 다리로 내려가는 신경을 차단하는 방법이다. 전신마취나 수면마취와는 달리 환자는 의식이 깨어 있으나 다리만 감각이 없어지는 마취라고 이해하면 된다. 수술이 끝난 뒤에도 몇 시간 동안 다리가 마취되어 걸을 수 없기 때문에 반드시 5~6시간 이상 침상 안정을 해야 한다.

4) 국소마취

말 그대로 수술 부위만 직접 마취하는 방법이다. 수술하는 다리 부위에만 마취를 하므로 환자는 의식이 있고, 통증 조절이 완벽하지 않아 어느 정도 불편감이나 통증을 감수해야 한다. 그러나 수술이 끝남과 동시에 바로 움직이는 데 제약이 없다는 장점이 있다. 일부 환자들은 국소마취로 수술을 받았다가, 수술 중 예상보다 큰 불편감과 통증 때문에 힘들었다고 호소하기도 한다.

어느 방법이 절대적으로 좋다, 나쁘다를 단정짓기는 어렵다. 다만 현재 국내에서는 국소마취를 기본으로 하되 가벼운 수면마취를 병행하는 방식이 보편적이다. 나 또한 개원 초창기에는 하반신마취를 시행했으나, 회복이 번거롭다고 판단했고, 이후 간단하고 빠른 수술법들이 도입되면서 하반신마취는 하지 않고 국소마취와 수면마취를 병행해왔다.

앞서 언급했듯 병원의 시스템에 따라 달라지는 경우가 있어, 일부 대학병원에서는 여전히 수면마취 대신 전신마취나 하반신마취를 시행하는 경우가 많다.

수술 후, 어떻게 회복하고 관리해야 할까?

 모든 수술이나 시술 이후에는 회복과 관리가 중요하다. 하지정맥류 수술의 경우 특별히 엄격하게 지켜야 하는 관리법이 있는 것은 아니다. 일반적인 외과적 수술 후 지침을 잘 지키고, 의료용 압박스타킹 착용을 추가적으로 염두에 두면 충분하다.

 다만 수술직후에는 혈관을 제거한 자리에서 출혈, 혈종, 색전증 등이 있을 수 있고 약제에 의한 알러지나 과민반응 그리고 운동기능, 감각기능의 회복에도 시간이 걸릴 수 있기에 수술 당일에는 충분히 병원에서 회복을 하고 퇴원을 해야한다. 하지정맥류수술은 단순한 시술이 아닌 '혈관수술'이다.

1) 다리 수술이니, 다리에 무리가 가지 않도록

하지정맥류 수술이 많이 간단해졌다고 하더라도 수술은 수술이다. 기본적으로 수술 과정에서 어느 정도 출혈, 통증, 멍, 부기가 있을 수 있다. 따라서 수술 이후 최소 1~2일 정도는 충분한 휴식을 취하는 것이 도움이 된다. 특히 너무 오래 서 있거나, 많이 걷거나, 하체에 부하가 걸리는 과도한 활동은 수일간 제한하는 것을 권한다.

만일 수술 전에 정맥류가 매우 심했거나, 양측을 수술했거나, 여러 혈관을 치료했거나, 발거수술을 받았다면 수술이 더 복잡하고 오래 걸렸을 가능성이 높고, 출혈도 많았을 수 있다. 이런 경우에는 회복 기간을 더 여유 있게 잡는 것이 좋다. 같은 하지정맥류 수술이라도 수술 당시 심한 정도에 따라 회복 속도는 달라진다.

실내에서 앉아서 근무하는 사무직이라면 출퇴근 과정에서 다리에 큰 부담만 없다면 대부분 다음 날 출근이 가능하다. 반면 활동량이 많은 직종, 예를 들어 하루 대부분을 서서 일하거나, 많이 걷거나, 무거운 것을 자주 들어야 하거나, 바닥에 쪼그리고 앉아야 하는 일이라면 며칠 더 쉬는 것이 좋다. 수술 후 복귀 시점은 수술 의사마다 권고가 다르므로, 담당 의사와 상의하는 것이 가장 정확하다.

2) 샤워 또는 탕목욕

병원마다 지침이 다르지만, 우리 의료기관은 수술 다음 날부터 가벼운 샤워는 가능하다고 안내한다. 수술 상처라 해도 대부분 굵은 바늘 구멍 정도 크기이며, 절개를 하더라도 보통 1cm 미만이기 때문이다. 방수 반창고를 붙이면 탕목욕이나 비누칠이 아닌 이상 가벼운 샤워는 가능하다.

다만 상처의 크기는 병원과 의사에 따라 차이가 있다. 일부 의료기관에서는 3~4cm 절개를 하기도 하므로, 그에 따라 샤워·목욕 지침이 달라질 수 있다.

뜨거운 탕에 들어가는 목욕이나 수영장은 상처가 완전히 아문 뒤 시작하는 것이 좋다. 보통 적어도 2주 이상은 지나야 하며, 멍이 사라지는 데에도 2~3주 이상 걸린다.

3) 음주

정말 많은 환자들이 묻는 질문이다. 기본적으로 모든 시술이나 수술 후 음주는 염증 반응을 촉진하기 때문에 금지된다. 특히 피부과 시술이 아닌 외과 수술은 일반적으로 넉넉히 1개월가량 금주하는 것이 회복에 도움이 된다.

하지정맥류는 겉으로 보이는 상처가 작더라도 속에서는 긴 복재정맥을 수술하는 경우가 대부분이다. "한 잔만 마셔도 되나요?"라는 질문을 많이 받지만, 한 잔이라도 염증 반응을 유발할 수 있기에 가급적 2~3주 이상은 아예 음주를 피하는 것이 권장된다.

만약 어쩔 수 없이 음주했다면, 수술 부위에 염증이 생기지 않기를 기도할 수밖에 없다. 만약 염증이 생겼다면 즉시 병원으로 가서 소염제나 항생제 처방을 받아 복용해야 한다.

4) 운동

운동을 통해 건강 관리를 하는 분들이 10년 전과 비교해도 많아졌다. 요즘에는 수술 전에 운동은 언제부터 해도 되는지를 물어보는 환자들이 아주 많다. 사실 하체에 부하가 걸리지 않는 운동이라면 상관없다. 그러나 운동 중에 하체에 힘이 전혀 들어가지 않기는 쉽지 않다.

수술이나 시술 직후 바로 걷는 것이 심부정맥혈전증 예방에 도움이 되기 때문에 일부러 걷거나 활동을 하라는 이야기를 하게 된다. 하지정맥류 수술을 하게 되면 기본적으로 다리 혈관 주변에 부종, 피멍, 혈전 등이 생기므로 어느 정도 움직여 혈액순환을 도와주는 것이 좋다. 다만 오해를 하여 아프고 불편한 것을 참아가면서 일부러 걷기 운동을 무리하게 하는 것은 문제가 될 수 있다. 그냥 일상생활을 하면서 걷는 정도면 충분하다. 반대로 충분한 휴식을 한다고 일부러 누워서 2~3일을 쉬는 것은 좋지 않다. 이런 경우 혈전증을 유발할 수 있다.

헬스의 경우에는 스쿼트나 하체 운동은 수술 후 2~3주 정도

지나서 점진적으로 강도를 올려가며 하는 것이 좋다. 골프는 실내 연습장에서 30분 이내로 의료용 압박스타킹을 착용하고 스윙 훈련을 하는 것은 수일 내에도 큰 문제가 되지 않는다. 그러나 필드에 나가 라운딩을 하는 것은 몇 시간을 서서 걸어야 하므로 2~3주 뒤에 하는 것을 권하며, 초반에는 카트를 타고 많이 걷는 것을 피하는 것이 좋다. 수영은 앞서 말했듯 작은 상처들이 완전히 아물고 멍이 어느 정도 사라진 뒤에 가는 것이 좋으므로 2~3주 정도의 시간이 필요하다. 바닥에 앉거나 누워서 다리를 구부리지 않고 펴는 정도의 스트레칭은 별문제가 되지 않는다. 테니스, 축구, 배드민턴, 복싱 등과 같이 상당히 격렬하게 뛰고 점프하는 운동은 2~3주 이상이 지난 후, 충분히 통증이나 멍이 사라진 뒤에 서서히 시작하는 것이 바람직하다.

같은 수술을 하더라도 회복 속도는 사람마다 천차만별이다. 또한 수술 방법이나 수술이 어떻게 진행되었는지에 따라서도 다르다. 20대 초반의 운동선수는 수술을 받고 5일 만에 축구를 할 수 있었던 예외적인 경우도 있었고, 반대로 한 달이 훨씬 지나도 너무 아파서 걷기 운동조차 힘들어하는 예외적인 경우도 있었다.

공통적으로 강조하고 싶은 것은 불편감이 있다면 억지로 서둘러 참고 운동하지는 말아야 하고, 운동을 다시 시작하더라도 갑자기 하지 말고 점진적으로 서서히 강도를 늘려나가야 한다는 점이다.

K-의료, 하지정맥류 치료에서도 글로벌 넘버원

우리나라의 의료 수준은 세계 최고다. 솔직히 세계 1등이라고 해도 틀린 말이 아니다. 여러 관련 지표를 보면 대부분의 암 생존률이 전 세계 1위이며, 의료의 접근성과 질도 대부분 자료에서 1위거나 최상위권이다. 게다가 최근 10년간 상승 속도마저 세계 최고 수준으로 격차를 벌리며 발전하고 있다.

우리나라가 세계적으로 최상위권에 있는 분야는 많지만, 특히 의료는 국가적 차원에서 매우 중요한 지표다. 몇 년, 몇 십 년 안에 만들어낼 수 없는 분야이자 국가 역량의 상징이기에 자랑스럽다. 실제로 외국인 환자를 진료하거나 국제 학회에서 외국 의사들과 이야기를 나누면, 우리나라 의료가 정확한 진료와 치료를, 그

것도 압도적으로 빠르게 제공한다는 점을 확인할 수 있다.

미국이나 유럽처럼 우리보다 선진국으로 인식되는 나라에서 오는 환자들을 보면, 방치되거나 제때 치료를 받지 못해 상태가 심각하거나, 설령 치료를 받았어도 재치료가 필요한 경우가 많다. 같은 영문 교과서를 두고 공부했지만, 미국이나 유럽에서는 그 치료가 현실적으로 이행되지 않는 환자가 많은 반면, 한국은 교과서적인 치료 그 이상을 신속하고 저렴하게 제공하고 있다.

사족이지만, 이렇게 세계적으로 뛰어난 대한민국의 의료체계를 외국과 단순 비교해가며 개혁이 필요하다고 주장하는 정치적 현실은 개탄스럽다. 한국 의료가 앞선 이유는 여러 가지가 있겠지만, 전국민 의료보험제도의 정착, 그리고 자원이 부족한 작은 나라에서 앞서가려 열심히 공부하고 노력해온 인적자원, 국민성과 무관하지 않다.

그렇다면 하지정맥류는 어떨까? 자신 있게 말할 수 있다. 압도적인 세계 최고 수준이다. 우수한 전문의 양성이 가능한 교육·수련 과정, 훌륭한 국가보험 시스템과 사보험의 뒷받침 덕분이다. 또한 제대로 된 치료를 하려는 의사들의 노력과, 양질의 치료를 원하는 국민의 높은 눈높이가 만들어낸 결과다.

예를 들어, 최신 치료법으로 분류되는 '시아노아크릴레이트 복재정맥폐쇄술'이나 '경피적 기계화폐쇄술'의 경험은 한국이 미국

다음으로 많다. 인구 대비로는 전 세계 1위다. 많은 유럽 국가에서는 열치료나 비열치료가 보험 적용이 되지 않아 환자가 전액 부담해야 한다. 반면 우리나라는 국민의 80% 이상이 실손보험에 가입해 있어, 국가보험에서 보장하지 못하더라도 사보험을 통해 대부분 보장이 가능하다. 물론 사보험 관련 문제점과 개선 과제도 있지만, 결과적으로 국민들이 최신 치료를 빠르게 받을 수 있도록 한 원동력임은 부정할 수 없다.

또한 최신 레이저 장비인 4세대 1940nm 장비가 가장 빠르게 보편화된 나라도 한국이며, 그것도 국산 장비다. 고주파 장비도 국산 회사가 2곳이나 있고, 두 회사 모두 활발히 해외로 수출하고 있다. 단순히 의사들의 경험만 많은 것이 아니라, 관련 기업과 인프라 역시 세계적으로 앞서 있다. 대부분의 국가는 자체 장비가 없어 미국이나 독일 제품을 사용한다. 장비를 개발하고 임상화해 판매하려면 충분한 수요가 뒷받침되어야 한다. 이는 곧 한국의 하지정맥류 시장이 발전되어 있고, 세계적으로 리더 역할을 하고 있다는 증거다.

아무리 유럽 복지국가라 해도, 하지정맥류 수술에 국가 재정을 크게 투입하기는 어렵다. 더 급하고 중요한 중증 질환이 많기 때문이다. 게다가 복지국가라는 틀에 갇혀 사보험 제도를 제대로 활성화하지 못해, 환자들이 방치되거나 전문의를 만나기까지 수개월이 걸린다. 암 환자도 진단 후 몇 달이 지나서야 치료를 시작하는 경우가 흔하다. 그래서 각종 질환의 생존율이 한국보다 한참 낮다.

하지정맥류 역시 마찬가지다. 해외에서는 많이 진행된 6기 궤양 환자가 흔하고, 사회적 문제로까지 거론된다. 그러나 한국에서는 6기 궤양 환자가 드물다. 대부분 환자들이 지체 없이 조기 치료를 잘 받기 때문이다.

많은 나라에서 외국 혈관외과 의사들이 한국의 수술을 배우러 온다. 우리 의료기관만 해도 일본, 태국, 인도네시아, 홍콩, 대만, 스페인, 영국 등 다양한 나라의 의료진이 다녀갔다. 단순히 수술 기법을 배우러 오는 것이지만, 한국의 의료 시스템 자체를 보고 놀라워하고 부러워한다.

한국의 성형수술이 전 세계적으로 신드롬을 일으켰듯, 하지정맥류를 포함한 다양한 K-의료도 전 세계에 영향력을 발휘할 것이라 믿는다. 아시아의 작은 나라지만, 한국인은 손재주가 뛰어나고 집요하며 열정적이다. 그리고 한국의 의료 시스템은 외국과 비교하는 것이 민망할 정도로 압도적으로 훌륭하다.

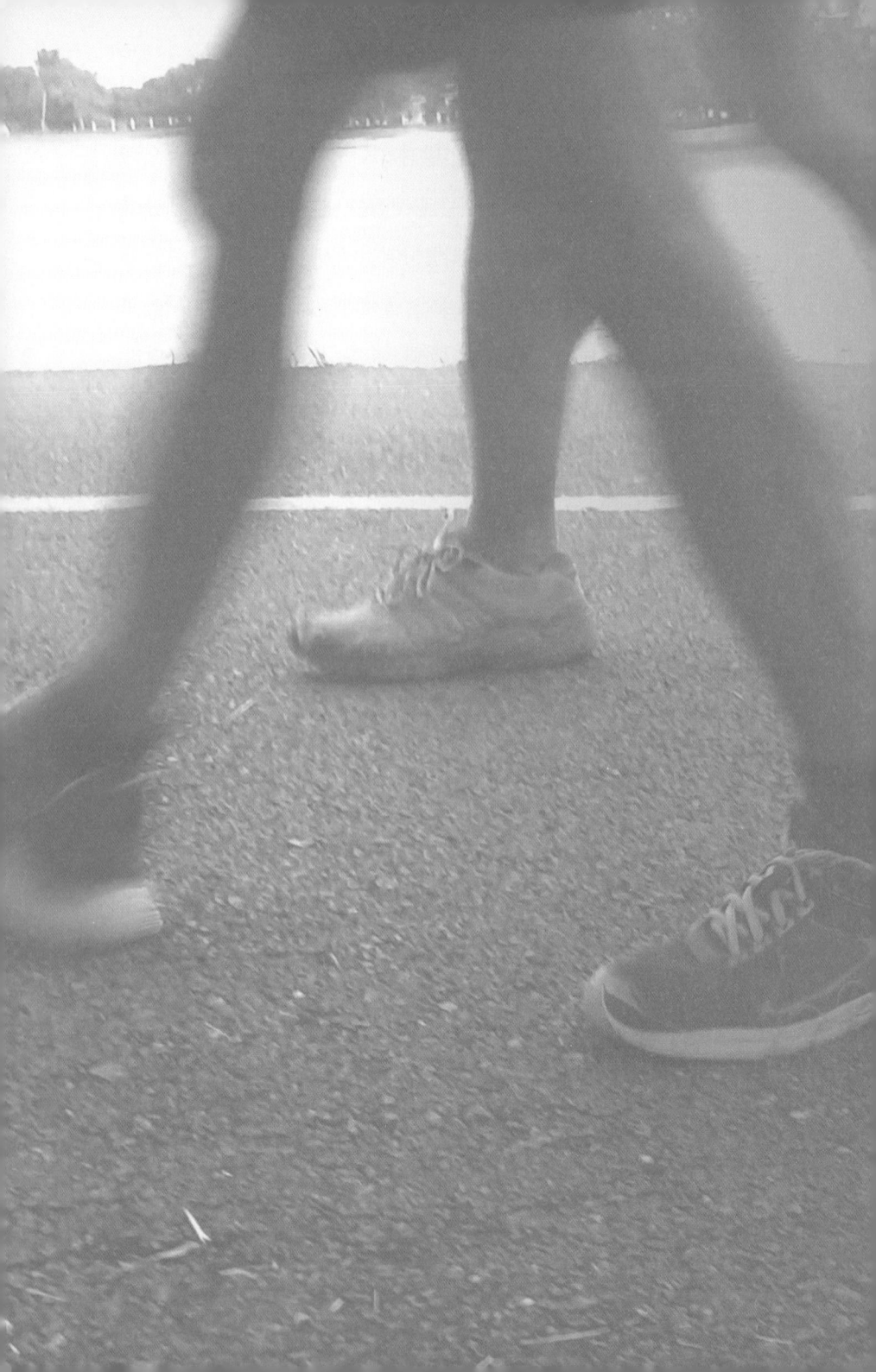

6장 관리

예방에서 관리까지, 다리를 지키는 생활습관

작은 습관의 힘, 정맥 건강을 지키는 길

하지정맥류가 머무는 곳

하지정맥류는 혈관 질환이다. 정확히 말하면 정맥이라는 혈관의 질환이다. 그렇다면 하지의 정맥혈관을 건강하게 관리하는 방법에는 어떤 것들이 있을까?

앞에서도 여러 번 언급했지만, 다시 정리해보겠다.

첫째, 가만히 오래 서 있는 시간을 줄이는 것이 좋다. 하지정맥류는 직립 보행을 하는, 즉 서서 생활하는 인간에게만 나타나는 질환이다. 오래 서서 일할수록 불편감이 커지고 진행될 가능성도 높아진다. 특히 움직이지 않고 가만히 서 있는 자세가 더 불리하다. 따라서 서서 일하더라도 중간중간 스트레칭이나 가벼운 동작을 해주는 것이 좋다.

둘째, 적정 체중을 유지하는 것이 중요하다. 체중 증가는 정맥순환과 하지정맥류 악화에 직접적인 영향을 준다. 쉽지 않은 일이지만, 체중을 줄이면 증상이 상당히 완화된다. 따라서 예방과 관리를 위해서는 적정 체중을 유지하는 것이 큰 도움이 된다.

셋째, 꾸준한 운동이다. 수도 없이 강조했지만, 운동은 정맥순환에 아주 긍정적인 효과를 준다. 다음 장에서 다시 한 번 자세히 설명하겠다.

넷째, 의료용 압박스타킹을 고려해보자. 의료용 압박스타킹은 이미 생긴 하지정맥류를 치료하거나 근본적인 예방 효과가 있는 것은 아니다. 다만 불편한 증상을 경감하는 데 도움을 줄 수 있다. 문제는 사람마다 착용감을 다르게 느끼고, 오히려 불편해하는 경우도 있다는 점이다. 따라서 본인의 체형에 맞는 적절한 스타킹을 찾는 것이 중요하다. 반드시 의료용 제품을 구입해야 한다.

다섯째, 그 밖에도 다리 꼬지 않기, 다리를 올리고 자기, 뜨거운 찜질 자주 하지 않기, 금연하기 등의 팁이 있다. 모두 지킬 수 있다면 좋겠지만 현실적으로 쉽지는 않다.

하지정맥류의 모든 것

움직임이
혈관을 살린다,
운동의 놀라운 유익성

"수영을 할 수 있으면 제일 좋습니다. 아니면 앉아서 타는 실내 자전거도 좋고요. 또는 바닥에서 하는 요가나 필라테스도 좋습니다."

환자들이 "어떤 운동이 좋으냐"고 물으면 내가 주로 하는 답변이다.

기본적으로 모든 운동은 다 긍정적인 효과가 있다. 다만 이왕이면 서 있는 시간이 많지 않은 운동을 권한다. 전신의 혈액순환과 다리 정맥순환을 촉진시키고, 다리 근육을 적당히 강화하며, 체중 관리에도 도움이 되는 운동이 가장 좋다.

단, 하체에 과도한 부하가 걸리는 운동은 조심해야 한다. 너무 강한 하체 운동이나, 등산·마라톤처럼 다리에 피로감을 크게 유발하는 운동은 자칫 해가 될 수 있다.

여기서 중요한 포인트는 사람마다 다르다는 것이다. 특정 운동을 해도 다리에 불편감이 전혀 없다면 계속해도 무방하다. 그러나 특정 운동을 일정 강도 이상 했을 때 다리 불편감이 악화된다면 운동 강도나 방식을 조정하는 것이 좋다.

내가 환자들에게 흔히 하는 말은 이렇다.

"아무 운동이나 하세요. 안 하는 것보다는 무조건 좋습니다. 다만 다리가 아프면 줄이고 다른 운동으로 바꾸세요."

서서 일하는 사람들의 숙명, 다리를 지키는 방법

서서 일하는 시간이 많다면 누구나 어느 정도는 다리가 붓고 피로할 수밖에 없다. 물론 개인차는 있지만, 하루에 6~8시간 이상 매일 서서 일한다면 다리 부기와 통증은 피하기 어렵다. 일을 안 할 수는 없고, 다리는 계속 아프고⋯ 그렇다면 어떻게 하는 것이 좋을까?

이미 확실한 하지정맥류가 있다면 빨리 수술을 받는 것이 가장 확실하다. 어차피 놔두면 더 심해지는 원흉이 되기도 하고, 불편감도 심해진다. 빨리 원인을 제거해야 최악의 상황을 피할 수 있음은 자명하다.

하지만 당장 수술이 어려운 상황이라면 운동이나 스트레칭이라도 하는 것을 권한다. 운동을 하기가 부담스럽거나 시간이 도저히 안 난다면, 매일 스트레칭이나 가벼운 마사지만 해도 불편감을 완화하는 데 어느 정도 도움이 된다.

출퇴근 시 걷기 운동은 신중하게 생각하는 것이 좋다. 걷는 것도 결국 서 있는 시간의 연속이다. 만약 걷기 운동 후 다리가 더 아프다면 하지 않는 것이 낫다. 차라리 짧은 시간 빠르게, 힘차게 걷는 듯 뛰는 운동을 권한다. 그냥 천천히 걷는 것은 서 있는 것과 크게 다르지 않다.

그리고 서서 일할 때 의료용 압박스타킹 착용을 고려할 수 있다. 개인차가 있긴 하지만, 많은 환자들이 분명히 도움을 받는다.

또한 잘 때 다리를 올리고 자는 것도 시도해보자. 자면서 다리를 전혀 움직이지 않기는 불가능하지만, 큰 베개나 이불을 말아 종아리 쪽에 두고 다리를 심장보다 높게 하면 부종과 피로감을 줄이는 데 도움이 된다.

하지정맥류에 좋은 음식, 정말 있을까?

아쉽지만, 의학적으로 하지정맥류에 특별히 좋은 음식은 딱히 없다. 다만 항산화 성분이 풍부한 과일, 채소, 베리류는 도움이 될 수 있다. 하지정맥류도 결국 만성적인 염증 반응이기 때문이다.

반면, 체지방을 증가시키거나 혈액순환에 악영향을 주는 음식은 좋지 않다. 기름진 음식, 맵고 짠 음식, 염분이 많은 음식은 피하는 것이 좋다. 술 또한 염증 반응을 악화시키므로 좋을 리 없다.

또한 "변비가 하지정맥류에 좋지 않다"는 이야기가 있다. 의학적 근거가 얼마나 있는지는 불확실하지만, 화장실에서 오래 앉아 있거나 복압을 반복적으로 높이는 행위가 다리 혈액순환에 나쁜 영향을 줄 수는 있다. 개인적으로는 변비가 얼마나 큰 영향을 미치는지는 다소 의문이지만, 하복부를 가볍게 하는 것이 나쁠 리는 없다.

따라서 섬유질이 많은 음식을 섭취하는 것이 좋다. 이는 혈중 지질 개선에도 도움이 되고 배변 활동에도 유익하므로, 섬유질이 풍부한 음식은 하지정맥류 예방 차원에서도 도움이 된다.

먹는 약과 압박스타킹, 하지정맥류 관리의 두 축

하지정맥류가 머드 것

　하지정맥류를 관리하는 방법으로 앞서 말한 생활습관 개선 외에도 좀 더 의학적인 도움을 받을 수 있는 방법이 있다. 바로 의료용 압박스타킹과 먹는 약 두 가지다.

　이 중 하나를 고르라면 나는 먹는 약을 좀 더 권장한다. 이유는 의료용 압박스타킹이 잘 맞고 꾸준히 신으면 매우 좋지만, 실제로는 많은 환자들이 불편감이나 가려움 때문에 장기간 제대로 착용하지 못하는 경우가 많기 때문이다. 반면, 먹는 약은 어느 정도 의지만 있으면 1~2개월 이상 장기 복용이 가능하고, 효과도 만족스러운 경우가 많다.

　물론 드물지만 하지정맥류 약제가 일부 환자에게 위장장애나

두통을 유발하기도 한다. 따라서 약보다 의료용 압박스타킹 착용이 본인에게 더 잘 맞는다면 그것도 좋은 선택이다. 다만 처방하는 입장에서 보면, 스타킹을 불편해서 제대로 못 신었다는 경우가 약 부작용 때문에 복용을 중단했다는 경우보다 훨씬 많다.

현재 국내에서 판매되는 의료용 압박스타킹 회사만 해도 100곳이 넘고, 종류는 300개에 육박한다. 정말 다양한 제품이 있지만 사실상 큰 차이는 없다. 그동안 나 역시 궁극의 제품을 찾고자 여러 회사를 바꿔가며 처방해봤지만, 특정 회사 제품이 절대적으로 우위에 있다고 느껴지지는 않았다. 사람마다 착용감과 만족감이 다르고, 제품마다 맞는 정도가 다르기 때문이다.

통상적으로 많이 쓰이고 유명한 회사 제품이 있긴 하지만, 그렇다고 모든 환자가 그 제품에 만족하는 것은 아니다. 그래서 앞서도 말했듯, 지금 구매한 스타킹이 불편하더라도 포기하지 말고 다른 회사 제품을 시도해보기를 권한다. 분명히 본인에게 잘 맞고 오래 신을 수 있는 편안한 제품이 있을 것이다.

국내에서 판매되는 의료용 압박스타킹은 거의 대부분 수입 제품이다. 완제품을 수입하는 경우가 많고, 일부 주문 제작 방식이 있다. 순수하게 국내에서 디자인·제조·생산까지 하는 회사는 한두 곳뿐이다. 국내 생산 제품은 수입품에 비해 이윤 마진이 불리하다고 한다.

어쨌거나 의료용 압박스타킹이나 먹는 약을 통한 관리도 충분히 고려해볼 만한 방법이다.

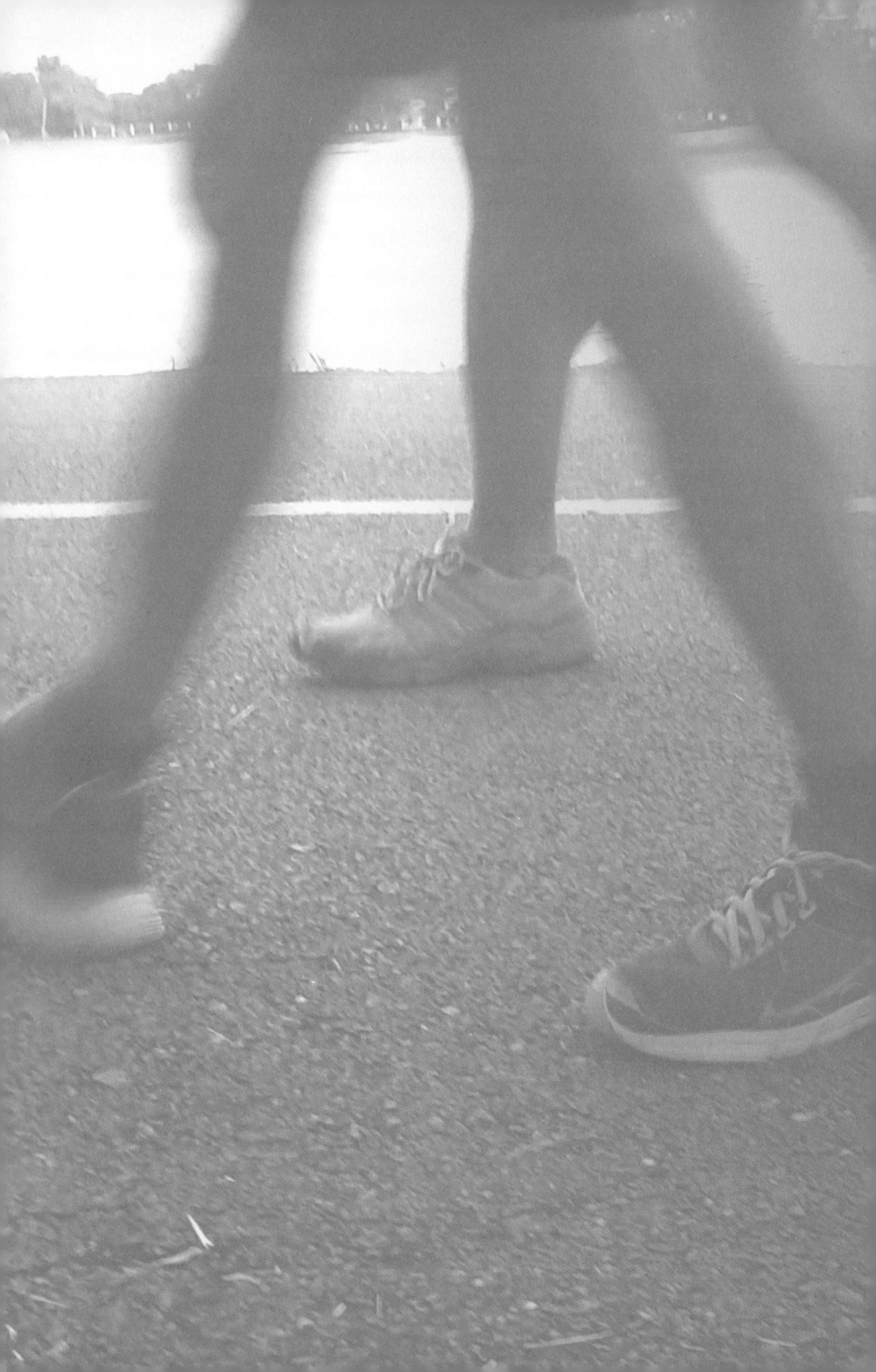

7장 FAQ

불안함을 풀어주는 하지정맥류 Q&A

하지정맥류는 꼭 수술해야 하나요?

하지정맥류이 머느 것

　하지정맥류는 당장 수술하지 않는다고 해서 생명에 직결되는 질환은 아니다. 거의 대부분 만성 질환이기에 급성으로 응급하게 문제되는 경우는 드물다. 다만 완치하려면 오직 수술만이 유일한 방법이다. 수술하지 않고 놔두면 진행 속도의 차이는 있을지언정 누구나 결국 진행할 수밖에 없다.

　수술하지 않고 앞서 언급한 다양한 방법으로 최대한 관리할 수 있다. 그러나 이는 진행 속도를 늦추거나 증상을 경감시키는 정도이지, 원칙적으로는 치료가 되지 않는다. 일부 병원에서는 환자에게 자세히 설명하지 않고 "수술 안 해도 됩니다, 그냥 압박스타킹 신으세요"라고만 하는 경우가 있다. 이런 설명을 들은 환자들은 자칫 "수술할 필요가 없고, 압박스타킹만 신어도 치료된다"고 오해하기 쉽다. 그러나 다시 말하지만, 의료용 압박스타킹은 당장의 증상을 경감시키고 진행을 늦추는 데 약간의 도움을 줄 뿐, 그 이상은 아니다.

그렇다면 수술을 꼭 권해야 하는 경우는 언제일까?

첫째, 이미 외관상 누가 봐도 심하게 울퉁불퉁한 경우
둘째, 관련 증상으로 삶의 질이 현저히 떨어진 경우

반대로 수술을 굳이 권하지 않는 경우는, 외관상 심하게 튀어나오지 않았고 불편감도 딱히 없는 경우이다.

하지정맥류는 대부분 급한 병은 아니다. 그러나 시간이 지나면 결국 조금씩 진행하고, 어느 순간 불편감이 심해지면서 혈관이 더 커져 일이 커질 수도 있다. 특히 중장년 및 노인층에서 흔하기 때문에, 치료를 미루다가 90대가 되어 수술이 부담스러운 상황으로 가는 경우도 적지 않다.

결국 현명하게 대처하기 위해서는 이렇게 정리할 수 있다.

"이미 확실히 불편하다면, 병원에 자주 다닐 정도로 불편감이 있고 점차 심해지는 것 같다면, 병을 키우지 말고 빨리 치료해버리는 것이 낫다."

다만, 당장 자각 증상이 없고 외관상도 심하지 않다면 서둘러 수술할 필요는 없다.

남성도 하지정맥류가 생기나요?

대략 70%가 여성 환자이고, 약 30%는 남성 환자다. 차이가 있다면 남성 환자의 경우 증상이나 불편감이 상대적으로 적은 경우가 많다. 정확한 이유는 알 수 없으나, 비슷한 하지정맥류를 가지고 있더라도 남성은 통증에 대한 역치나 예민도가 다르고, 근육량이 더 많기 때문일 것으로 추정된다.

수술하면 재발은 되지 않나요?

진료실에서 정말 많은 분들이 묻는 질문이다. '재발'이라는 정의가 다양하기 때문에 완벽하게 일괄적으로 결론을 내리기는 어렵지만, 나는 보통 환자들에게 재발율은 약 5% 정도라고 설명한다.

그 이유는 많은 연구 결과에서 수술 후 수년 이내 재발율을 5~10% 정도로 보고하기 때문이다. 물론 연구 기간이 짧으면 재발율이 0%로 나오는 연구도 있고, 연구 기간이 길면 20%에 가깝게 보고하는 경우도 있다. 그러나 실제 논문들을 자세히 살펴보고 나의 경험과 접목해보면, 설령 해부학적으로 재발이 되었다고 하더라도 임상적으로 추가 치료가 필요한 경우는 훨씬 적다.

즉 초음파상에서 약간 재발의 조짐이 보이더라도, 대부분은 아무런 증상이나 불편감이 없고 몇 년간 혹은 평생 모르고 지내는 경우도 많다. 다시 말해, 설령 재발하더라도 평생 그것을 모르고 살 가능성이 상당히 높다.

또한 초음파 장비가 하지정맥류 진단과 치료에 본격적으로 사용된 역사가 아직 20~30년밖에 되지 않았기에, "평생 살면서 다시 재발할 가능성은?"이라는 질문에는 아직 확실하게 답할 수 없다.

다만 분명한 것은, 지난 20~30년 동안 하지정맥류 수술 후 재발율은 급격히 개선되었고, 앞으로는 더 좋아질 것이라는 점이다.

사우나와 찜질은 해도 괜찮을까요?

결론부터 말하면, 가끔 하는 것은 문제가 되지 않는다. 다만 너무 자주 하거나, 너무 심하게 피부가 뻘겋게 달아오를 정도라면 자제하는 것이 좋다.

걱정된다면, 찜질 후 냉수 마찰로 마무리하면 된다. 하루 종일 사우나를 하는 사람은 없을 것이니, 잠깐 즐기는 정도는 혈액순환에도 도움이 될 수 있다.

다만 이미 궤양이 있거나 정맥성 피부염 같은 피부 병변이 동반된 상태라면, 당연히 피하는 것이 좋다.

하지정맥류 때문에 피부가 가려울 수 있나요?

그렇다. 하지정맥류가 심해지면, 앞서 1장에서 언급했듯 피부에 염증이 생기고 피부가 딱딱해지거나, 가려움이 심해지는 피부염이 발생할 수 있다. 더 심해지면 피부가 썩어 궤양으로 진행되기도 한다.

궤양 전 단계인 피부염 상태에서 병원을 이곳저곳 다니며 치료받는 경우가 많다. 특히 피부과에서 습진으로 오진받고 치료를 받는 경우도 흔하다.

무릎 이하, 종아리 하단, 특히 발목 주변에 피부 색깔이 변하고 잘 낫지 않는 가려움증과 피부염이 있다면, 이는 하지정맥류로 인한 정맥성 피부염일 수 있다. 이런 경우는 신기하게도, 하지정맥류 수술을 하면 매우 빠르게 호전된다.

하지정맥류의 모든 것

수술 후 비행기를 타도 되나요?

가까운 거리, 예를 들어 제주도나 일본처럼 2시간 내외의 비행이라면 큰 문제가 없다. 압박스타킹을 잘 착용하고, 비행기 안에서 종아리 스트레칭을 중간중간 해준다면 바로 타도 괜찮다. 실제로 부산이나 제주도에서 비행기를 타고 와서 수술을 받고 그날 다시 돌아가는 환자들도 있다.

다만 미주나 유럽처럼 10시간 이상 장거리 비행은 다르다. 만약 문제가 생겼을 때 병원에 내원하거나 즉각 조치를 받기 어렵기 때문에, 최소한 1주일 정도 후 초음파로 심부정맥혈전증 등 합병증이 없는지 확인을 하고 비행기를 타는 것이 안전하다.

사실 심부정맥혈전증이 생기더라도 병원에 빨리 내원해 검사와 조치를 받으면 괜찮다. 그러나 대부분의 외국 의료 환경은 우리나라처럼 하루아침에 빠르게 조치를 받기가 쉽지 않다. 그런 이유로, 가급적이면 수술 후 1주일 정도는 한국에서 체류하며 쉬고, 초음파 검사를 받은 뒤 출국할 것을 권한다.

그리고 1주일이 지났다고 하더라도 비행기를 탈 때는 반드시 의료용 압박스타킹을 착용하고, 중간중간 스트레칭을 해주는 것이 중요하다.

임신을 계획하고 있다면 수술은 언제 하는 게 좋을까요?

많은 여성들이 임신과 출산을 겪으며 하지정맥류가 심해진다. 간혹 유전적으로 임신·출산 이전부터 하지정맥류가 있던 분들이 결혼 후 임신 계획을 세우면서, 이미 있던 하지정맥류를 어떻게 해야 할지 묻는 경우가 종종 있다.

결론부터 말하면, 하지정맥류가 확실히 있다면 임신 전에 수술하는 것이 맞다.

그 이유는 임신 중에도 하지정맥류가 새로 생기거나 심해지는 경우가 많고, 이미 있는 경우에는 더 악화될 가능성이 높기 때문이다. 임신 중에는 불편해도 치료를 할 수 없고, 약을 먹기도 부담스럽고 수술은 더욱 어렵다. 이러지도 저러지도 못하는 상황에 처할 수 있다. 따라서 임신 전에 미리 치료하는 것이 현명하다.

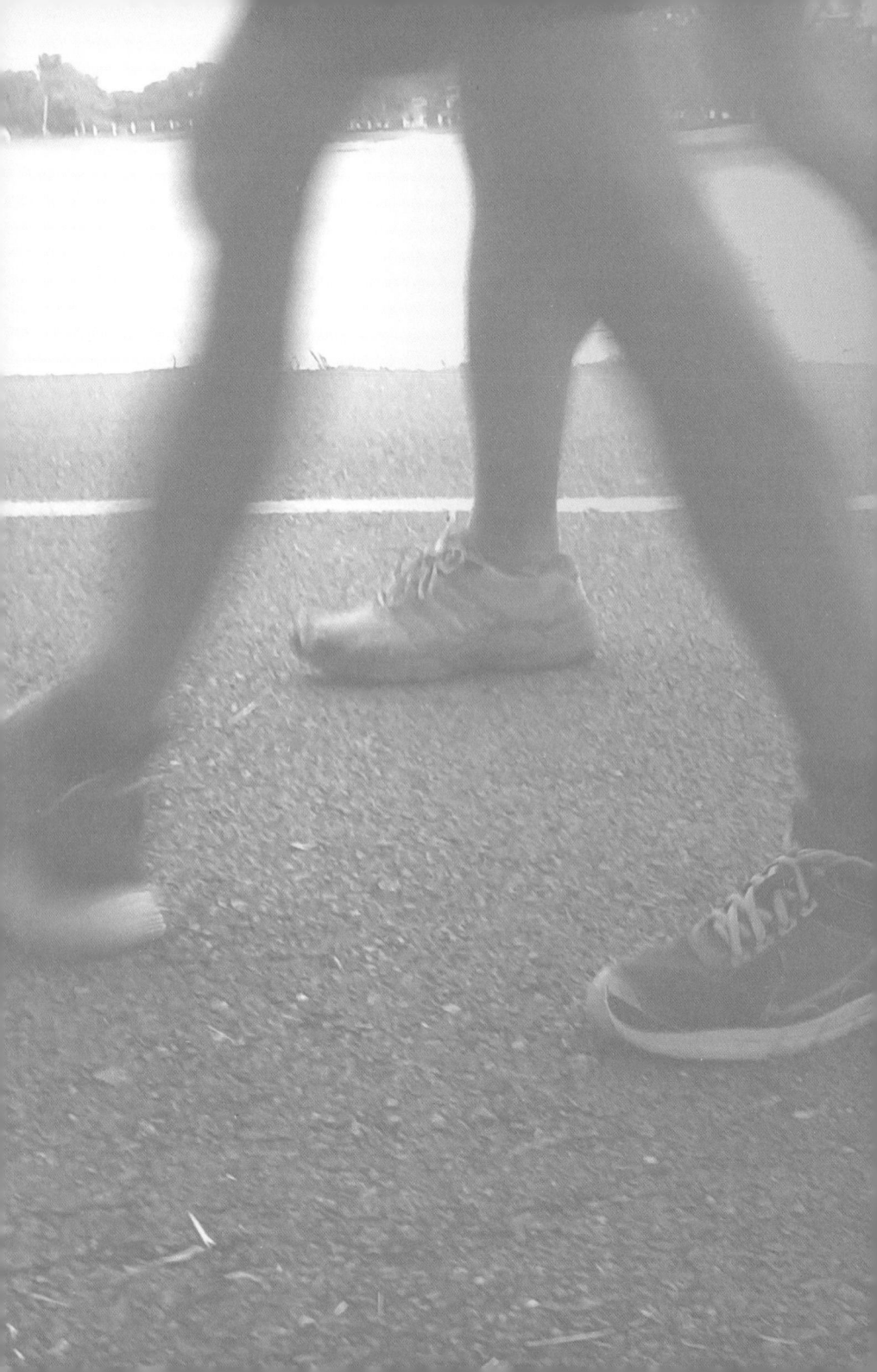

8장 사례

다리 위의 사연, 마음에 남은 이야기들

모든 의사들이 진료를 하다 보면
기억에 남는 환자들이 있게 마련이다.
나 역시 기억에 남는 환자분들이 많다.
좋은 기억으로 남은 분도 있고,
황당하고 특이해서 잊히지 않는 분도 있으며,
좋지 않은 기억으로 남은 경우도 있다.
그중에서 나름 좋은 기억으로 남아 있는 한 사례를
소개해보고자 한다.

하지정맥류의 모든 것

30년 고통 끝에 찾아온 기적 같은 변화

내가 병원을 개원하고 얼마 지나지 않았을 때, 30대 시절의 나를 찾아오셨던 분이다. 좌측 다리가 부엌에서 서 있기만 하면 터질 듯 아프고 힘들어서 평생 고생을 하며 살아오셨다고 한다. 어머니 친구분의 지인이셨는데, 소개를 받아 오셨지만 "생긴 지 얼마 안 된 병원에 너무 젊은 의사"라는 생각 때문인지, 표정에는 선뜻 믿지 못하는 기색이 역력했다.

그분은 수십 년 동안 한의원에 다니며 침을 맞고 파스를 붙이면서 지내셨다고 했다. 부엌에서 일할 때면 왼쪽 다리가 너무 아파 짝다리를 짚고 겨우 서 있었다고 한다. 결혼 이후 평생 그렇게 살아오셨다는 것이다. 여러 병원을 다닌 눈치였지만, 큰 기대는 하지 않고 내원하신 듯했다.

　진료 후 초음파 검사를 했더니 좌측 대복재정맥에 문제가 있는 것이 확인되었다. 이렇게 오랫동안 방치된 환자들에게서 흔히 보이는 공통점은 외관상은 심하지 않다는 것이다. 겉으로 보기에 특별한 이상이 없으니, 주변에서도 환자 본인도 정맥 문제를 의심하지 못하고 다른 치료만 받으며 지내온 경우였다.

　나는 최대한 친절하게 설명해드리고 수술을 권유했다. 환자분은 여전히 반신반의하는 눈치였지만, 지인의 소개로 왔으니 거짓말을 하지는 않겠지 하는 생각으로 결국 수술을 결정하신 듯했다.

　며칠 뒤 수술을 받고, 결과 확인을 위해 다시 내원하셨다.

　그때 그분의 눈빛이 달라져 있었다. 처음 오셨을 때는 '저 젊은 의사, 과연 실력이 있을까?'라는 의심의 눈빛이었는데, 수술 후에는 눈동자가 커지며 나를 경외하는 듯한 시선을 보내셨다. "정말 살 것 같다"며 다리 아픈 게 완전히 사라졌다고 너무 만족스러워하시고 신기해하셨다. 나 역시 안도감과 감사함으로 가슴이 벅찼다.

　그분은 이후 주변에 일종의 전도사가 되셨다. 다리가 아프다고 하는 사람이 있으면 죄다 나에게 소개해주셨고, 실제로 7명인가 8명이나 수술을 받으러 오셨다. 그 당시만 해도 하지정맥류 증상에 대해 잘 알려지지 않았던 때였다. 그래서 다리가 아프면 대부분 정형외과나 통증의학과를 먼저 찾던 시절이었다. 그분 역시 처음에는 정맥 문제를 전혀 모르고 지내다가 우연히 알게 되어 찾아오신 경우였다.

하지정맥류의 모든 것

조용한 환자,
오래 남은 감사

중년의 50대 여성이 내원했다. 하지정맥류를 앓고 있었고 다리가 불편해 수술받기를 원하셨다. 진료를 보고 수술 날짜를 잡고 가셨는데, 직원들이 웅성웅성거렸다. 알고 보니 몇 해 전 국무총리를 지냈던 모 정치인의 아내였던 것이다. 당시 그 정치인은 총리직은 끝났지만 당내 활동을 하며 누구나 알 수 있는 잘 알려진 정치인이었다.

보통 정치인이나 대기업 임원처럼 소위 사회적 영향력이 있는 분들은 진료실에서 간단히 본인의 정보에 대해 언급하는 경우가 많다. 과거에는 거들먹거리며 과시하는 이들도 있었지만, 시대가 바뀌면서 요즘은 정중히 명함을 주거나 조심스럽게 이야기하는 경우가 훨씬 많다. 사실 내 입장에서도 미리 얘기를 듣는 것이 차라리 편하다. 다른 경로로 알게 되거나 혹시 문제가 생겼을 때, 미리 알고 있는 편이 내 입장에서는 수월하기 때문이다.

아무튼 그 환자분은 수술을 받으러 오는 날에도 혼자 오셨고, 그 이후에도 늘 혼자 다녀가셨다. 번잡한 상황을 만들고 싶지 않으셨던 것 같다. 나는 나름 긴장하며 '아는 척이라도 해야 하나' 싶었지만, 끝까지 내색하지 않으시고 정말 기품 있고 교양 있게 행동하시며 조용히 다녀가셨다. 멋진 분이셨다.

사실 그런 고위직을 지낸 가족이라면 아는 의료진도 많았을 것이고, 대학병원에서 좀 더 대접?받으며 수술을 받을 수도 있었을 텐데, 소개를 받고 혼자 일부러 조용히 찾아오신 것이 감사하게 느껴졌다. 몇 달 뒤, 다행히 수술 결과에 만족하셨는지 동생분도 우리 병원에 소개해주셨고, 동생분 역시 수술을 잘 받고 가셨다.

울음으로 시작된 진료, 남겨진 씁쓸함

하지정맥류의 모든 것

20대 여성 환자였다. 매우 마른 체형에, 겉으로 보아도 빈혈이 있을 것처럼 여리고 힘없는 모습이었다. 그런데 내 진료실에서 갑자기 울음을 터뜨리며 푸념을 했다.

내용은 이랬다. 본인이 하지정맥류라 생각하고 다른 병원에서 수술도 받고 주사치료도 여러 번 받았는데, 통증이 전혀 나아지지 않아 너무 힘들고 고통스럽다는 것이었다.

초음파로 보니 복재정맥 네 곳을 모두 수술해 더 치료할 부위가 없었고, 작은 혈관들도 경화요법으로 전부 치료해 더 이상 건드릴 혈관이 전혀 없는 상태였다. 다리의 표재정맥이 남아 있지 않을 정도로 작은 혈관들까지 여러 차례 치료를 받은 상황이었다.

환자는 수년 전부터 다리가 아파 여러 병원을 다녔고, '하지정맥류 때문'이라는 믿음을 가지고 마지막이라는 생각으로 큰돈을 들여 수술을 받은 것이다. 그러나 기대와 달리 통증은 전혀 호전되지 않았고, 환자는 낙심한 상태였다. 참으로 씁쓸하고 안타까웠다.

물론 치료를 시행한 의사도 자신의 경험과 신념에 따라 치료했을 것이다. 하지만 결과는 달랐다. 실제로 국내 일부 의사들 중에는 다리 통증의 모든 원인이 정맥과 연관 있다는 가설을 바탕으로, 교과서적인 기준을 넘어선 치료를 하는 부류가 있다. 물론 하지정맥류 치료 후 예상치 못한 통증 호전을 보이는 사례도 많지만, 절대로 모든 통증의 원인이 정맥일 수는 없다.

내가 더욱 개탄스럽게 생각하는 것은, 입증되지 않은 치료를 시행하면서 터무니없이 비싼 비용까지 환자에게 부담시키는 경우가 있다는 점이다.

그 환자는 생리불순도 있었고, 필연적으로 하지정맥류가 문제가 아니라 빈혈이나 영양 불균형 등 전신 쇠약감이 원인일 가능성이 컸다. 초음파상 역류가 보였을 수는 있지만, 그 통증의 원인은 아니었던 것이다.

구체적으로 병원 이름을 말할 수는 없지만, 지금도 그런 치료를 이어가고 있으며, 효과가 없다고 울면서 찾아오는 환자들을 나는 종종 만나곤 한다. 원인이 무지라기보다는 윤리 결핍, 확증편

향, 잘못된 신념, 고집이 복합된 안타까운 현실이라 생각한다.

하지정맥류의 모든 것

호의와
책임 사이에서

80대 남자 환자였다. 연세가 많으셨지만 건장한 체격에 목소리도 크고, 풍채가 남다른 분이었다. 운동선수 출신으로, 젊었을 때는 힘 좀 쓰시고 주변을 호령했을 법한 어르신이었다. 지금은 크게 운동을 하지는 않았지만, 연세에 비해 활동량이 많고 씩씩하신 분이었다.

그런데 알고 보니 사업에 실패하면서 벌었던 재산을 다 잃고, 가족과도 떨어져 혼자 지내는 독거노인이셨다. 하지정맥류 수술을 받고 싶었지만 형편이 어려워 여기저기 병원만 다니셨다고 했다. 요즘은 복지 혜택이 과거보다 많아져 구청에서 의료비를 지원받을 수 있는 제도가 있지만, 안타깝게도 그 어르신은 대상자가 아니었다.

어르신은 "더 늙기 전에 빨리 수술을 받고 싶다"고 하셨지만, 금전적 형편이 좋지 않아 약과 스타킹으로 버티며 몇 달을 우리 병원에 다니셨다. 진료실을 나가시는 아쉬운 뒷모습이 늘 눈에 밟혔고, 못내 죄송스러웠다.

결국 하루는 어르신과 조용히 이야기를 나눈 끝에, 수술비를 최대한 감면해드리고 천천히 나눠서 지불하는 조건으로 수술을 해드리기로 했다. 사실 나는 "1~2만 원의 진료비와 약값도 부담스러워하는 분이 수술비를 나눠 내는 게 가능할까" 싶었다. 무료로 수술해드릴 생각이었지만, 그렇게 말하면 오히려 안 받으실 것 같아 그냥 수술비를 나눠서 내시라고 했다. 속으로는 받지 않을 생각이었다.

수술은 잘 끝났다. 퇴원하시고 몇 주 뒤 병원에 내원하셨는데, 아뿔싸 신경 손상이 생겼는지 수술 부위에 감각 이상이 나타났다. 일시적인 수술 후 통증일 수도 있어 지켜봤지만, 몇 주가 지나도 사라지지 않고 오히려 더 심해지는 추세였다.

보통 하지정맥류 수술 후 신경 손상이 발생하면 해당 부위 감각이 먹먹하고 남의 살 같은 느낌이 몇 달 지속되다가 회복된다. 특별히 통증이 생기거나 움직임에 문제가 되지는 않는다. 그냥 어색한 느낌만 남다가 대부분 좋아진다.

하지만 이 어르신은 달랐다. 신경 손상이 더 심하게 발생했고,

단순 감각 이상을 넘어 심한 통증까지 호소했다. 주사치료와 통증 차단치료를 병행했지만, 쉽게 호전되지 않았다. 게다가 지하철 택배 일을 하며 많이 걷고 활동하다 보니 충분히 쉬지도 못해 악순환이 반복됐다.

이런 경우는 참 난감하다. 환자는 내 호의를 알고 감사한 마음으로 치료를 받았는데, 하필 이런 일이 생기다니. 'VIP 신드롬'이라는 말이 있다. VIP 환자를 더 잘해주고 신경 쓰려다 오히려 문제가 생긴다는 뜻이다. 그래서 "VIP가 오더라도 평소처럼 하던 대로 치료하라"는 말이 있는 것이다.

어르신은 일을 해야 하지만 아파서 힘들어했고, 내 호의를 알기에 불평도 하지 못했다. 서로가 난감했다. 몇 달이 그렇게 반복되던 어느 날, 어르신께서 눈물을 보이며 말했다.

"왜 수술을 해줘서 이렇게 힘들게 하냐고…"

순간 나도 울컥했고, 감정이 무너질 뻔했다. 그런데 이어서 어르신이 생활비 명목으로 돈을 달라고 하셨다. "돈만 주면 다시는 찾아오지 않겠다"면서.

그 순간 머리가 하얘졌다. 말 그대로 말문이 막혔다. 어떤 표정을 지어야 할지, 무슨 말을 해야 할지 알 수 없었다. 그 어르신의 말씀이 진심이었는지, 아니면 거짓이었는지. 나는 그동안 무엇을 위해 마음을 쓰고 애써왔던 것인지… 스스로에게 묻지 않을 수 없었다.

의사는 항상 도움을 요청하는 환자들에게 도움을 줘야 하는 관계 속에서 일을 한다. 의사도 사람이기에 감정과 공감, 동정을 완전히 배제할 수 없고, 많은 환자를 만나다 보면 더 마음이 가고 신경이 쓰이며 잘해주고 싶은 환자들이 생긴다. 물론 그러면 안 된다고 교육받는다. 의사는 냉정하게 객관적으로, 환자는 어디까지나 환자로 대해야 한다고 배운다.

앞서 말한 VIP 신드롬처럼, 의사가 감정에 휘둘려 일을 하다 보면 객관적인 진료와 수술에 영향을 줄 수 있고 자칫 환자에게 치명적인 결과를 가져올 수도 있기 때문이다. 그러다 보니 많은 환자나 보호자들은 의사의 이런 냉정함, 차가움, 무동정의 모습에 의사라는 존재를 어렵게 여기거나 싫어하기도 한다. 의사는 환자가 죽어도 아무렇지 않아야 한다. 왜냐하면 그 환자 앞에서 슬퍼하고 울면, 바로 옆의 다른 환자가 또 죽을 수도 있기 때문이다.

적어도 생명을 다루는 외과를 전공한 나는 그렇게 트레이닝되었다. 전공의 시절, 중환자실에서 무표정으로 사망 선고를 하고 기계처럼 응급실로 바로 뛰어가는데, 보호자가 내 뒷통수에 대고 "어쩜 저렇게 싸가지가 없냐"라고 소리친 적이 있다. 뒤돌아서 대응하고 싶었지만 그러면 안 됐다. 고인이 되신 환자분은 안타깝지만 이미 지나간 일이었고, 나는 다음 환자를 살리러 가야 했다. 의사도 환자 한 명 한 명에게 공감하고 마음을 쓰며 시간을 들여 돕고 싶다. 그러나 현실적으로 그게 쉽지 않다.

진료를 하다 보면 기분이 좋아지고 보람이 느껴지는 순간도 많지만, 좌절하고 상처받는 경우도 많다. 특히 대학병원 환경과 개인병원 환경은 크게 다르다. 대학병원에서는 환자들이 상대적으로 수용적인 자세를 보이는 반면, 개인병원에서는 불만을 좀 더 강하게 표현한다. 더러는 납득하기 어려운, 소위 '진상'이라고 불리는 특이하고 유난스러운 환자들도 있다. 그런 분들은 본인이 유별나다는 것을 모른다. 스스로는 공정하고 합리적인 사람이라고 생각한다. 하지만 안타까운 것은, 그런 환자들이 해가 갈수록 점점 더 많아지고 있다는 사실이다. 이 사회에 마음의 병을 가진 분들이 점점 많아지는 기분이다.

물론 내가 최선을 다하고 진심으로 진료하면 그걸 이해하고 감사하며 인정해주는 환자들이 훨씬 더 많다. 그래서 해가 갈수록 점점 더 많은 환자들이 나를 찾아오는 것을 느낀다.

의료는 큰 범주에서 서비스직이다. 의료인의 숙명이다. 병원을 찾는 환자는 누구나 크든 작든 긴장과 두려움을 안고 올 것이다. 환자는 약자의 입장에서 의사를 대할 수밖에 없다. 그러하기에 환자의 심신 상태를 이해하고, 항상 공감하려 노력하며 환자를 잘 대하는 것이 좋은 의료인의 기본이라고 나는 믿는다.

나이가 들고 경험이 쌓일수록 점점 더 차분해지고, 고개가 숙여진다.

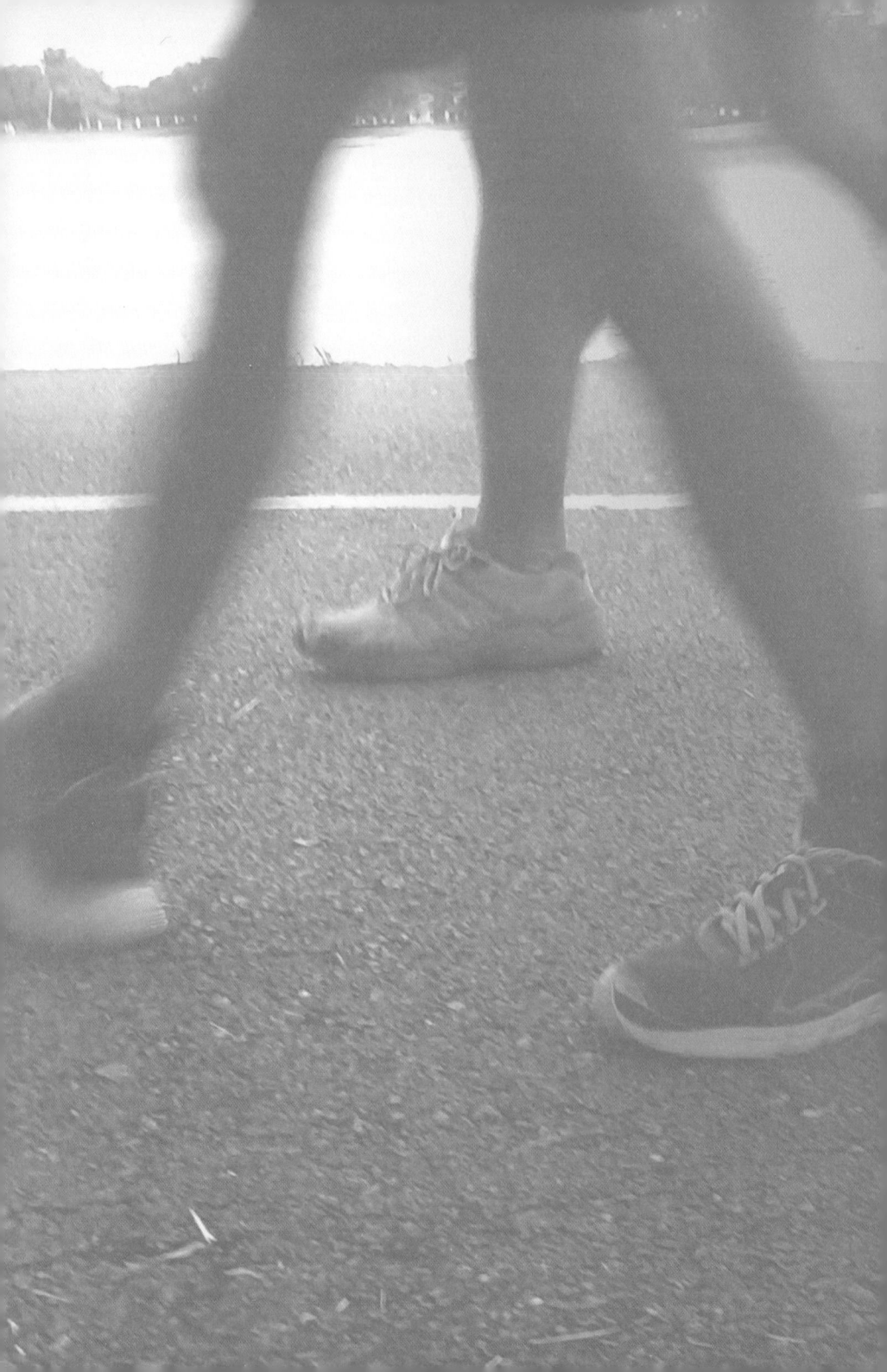

9장 보험

하지정맥류, 돈과 제도의 뜨거운 감자

하지정맥류와 보험, 어디까지 보장되나

"하지정맥류는 보험이 되나요?"라는 질문을 많이 받는다. 우선 우리나라의 보험 체계에 대해 간략히 설명하고 넘어가겠다.

우리나라는 국민건강보험이라는 전국민 의료보험 제도가 의무적으로 시행되고 있다. 즉, 우리나라 국민이라면 자신의 소득 수준에 따라 국민건강보험료를 의무적으로 납부한다. 그리고 의료기관을 이용할 때 전체 의료비의 약 20~30%만 본인이 부담하고, 나머지 70~80%는 국가에서 부담하는 시스템이다.

다만 의료기관에서 받은 모든 의료행위가 국민건강보험에서 지원되는 것은 아니다. 국가가 부담하는 진료 항목은 정해져 있으며, 이를 급여 항목이라고 분류한다.

대표적으로 급여 항목에서 제외되는 것이 치료 목적이 아닌 미용 성형이다. 이는 당연히 국민건강보험에서 보장하지 않는다. 그리고 치료 목적이라 하더라도 모든 진료 항목을 보장해주는 것은 아니며, 이런 경우는 앞서 언급한 급여와 달리 비급여 항목으로 분류된다. 넓은 의미에서 비급여도 치료 목적이지만, 국민건강보험에서 부담하지 않는 항목이다.

비급여는 다시 법정 비급여와 임의 비급여로 구분된다. 쉽게 말해, 같은 비급여이지만 국가가 의학적으로 효과를 인정해 입증된 의료행위를 법정 비급여라 하고, 국가가 아직 정식으로 인정하지 않은 의료행위를 임의 비급여라 한다. 즉, 의학적 효능이나 치료 효과가 불분명하거나 논란이 있거나, 정식 도입 전 단계의 치료를 임의 비급여라고 이해하면 된다. 반면 치료 효과가 검증되고 의학적으로도 타당해 국가가 인정한 치료를 법정 비급여로 분류한다.

많은 사람들이 비급여라고 하면 모두 미용 성형 수술처럼 치료 목적이 아닌 개념으로 오해한다. 그러나 정의상 대부분의 비급여 행위는 치료 목적의 의료행위이며, 다만 국민건강보험에서 보장하지 않을 뿐이다. 미용 성형 수술은 애초에 치료 목적이 아니므로 사실 비급여 항목이라기보다 아예 급여와 무관한 항목이라고 보는 것이 맞다.

그렇다면 왜 국가는 치료 목적의 의료행위를 모두 급여로 해주지 않을까? 당연히 재정 문제 때문이다. 의료기술은 해마다 빠르게 발전하고, 새로운 치료법과 치료 재료가 등장한다. 국민건강보험 제도를 처음 도입할 때는 전국민에게 양질의 최신 의료 혜택을 급여로 모두 보장하는 것이 이상이었겠지만, 현실적으로 국가는 모든 의료행위를 보장할 수 없다. 그래서 급여와 비급여로 구분한 것이다.

그리고 이 비급여 항목 중에서도 반드시 필요한 의료행위들이 있기에, 사보험을 통해 국민이 개별적으로 보장을 받을 수 있도록 제도가 만들어졌다. 이것이 바로 소위 실손보험실비보험이라는 사보험이다.

새로운 치료법들을 국가가 급여 항목으로 모두 즉시 보장해주기란 막대한 국가 재정이 투입되어야 하기에 불가능하다. 따라서 급여 항목으로 특정 의료행위가 편입되려면, 정말 국민 건강을 위해 꼭 필요한 의료행위인지 여러 가지 심사를 거치게 된다.

즉, 새로운 치료법이나 치료 재료가 등장하면 처음에는 임의 비급여로 분류되었다가, 치료 효과가 인정되면 국가의 심사를 통해 법정 비급여로 올라간다. 이후 시일이 더 지나 국민 건강을 위해 꼭 필요하다고 판단되면, 더 세밀한 심사를 통해 급여 항목으로 편입되는 구조다.

따라서 생명과 직결되며 필수 의료로 구분되는 질환들, 즉 국민 건강과 직접적인 연관이 있거나 매우 흔한 질환은 급여로 분류된다. 반면, 유병률이 높지 않고 치료는 필요하지만 국민 관심도가 낮거나 국민 건강 측면에서 상대적으로 중요성이 떨어지는 경우는 법정 비급여로 분류된다. 그보다 중요성이 더 낮거나 아직 의학적으로 완벽히 검증되지 않은 최신 의료행위라면 임의 비급여에 머무르게 된다.

그렇다면 급여가 아닌 비급여 항목은 모두 실손실비보험으로 보장을 받을 수 있을까? 통상적으로는 법정 비급여 항목부터 사보험을 통해 보장을 받을 수 있다. 다만 아직 의학적으로 검증이 덜 된 임의 비급여는 보험회사에서 보장하지 않는 경우가 많다. 이로 인해 병원과 환자는 보장을 요구하고, 보험회사는 이를 거부하며 갈등이 생기고, 여기서 분쟁이 많이 발생한다.

그렇다면 하지정맥류는 어디에 속할까? 하지정맥류는 법정 비급여로 분류되어 있다. 따라서 보험회사의 실손·실비보험으로 보장이 된다. 단, 수술 방법 중 발거술은 국가에서 급여 항목으로 분류되어 있어 상대적으로 수술비가 저렴하다. 그러나 발거술 이외의 열치료나 비열치료 같은 방법은 법정 비급여로 분류된다. 열치료를 급여 항목에 포함시키자는 논의가 있기는 하지만, 재정 문제와 질환의 성격 때문에 아직은 요원해 보인다.

즉, 결론적으로 말하면 하지정맥류와 관련된 진단, 검사, 수술 방법 대부분은 법정 비급여 항목이다. 따라서 국민건강보험 급여에서는 보장하지 않아 본인이 부담해야 하지만, 사보험이 있다면 이를 통해 보장을 받을 수 있다. 단, 발거술은 급여 항목이므로 국민건강보험 적용을 받아 상대적으로 본인 부담이 낮다.

하지정맥류는 선진국형 질환이며 삶의 질과 밀접하게 연관된 질환으로, 매년 환자가 증가하는 추세다. 여러 가지 경제적·제도적 이유가 얽혀 있지만, 보험회사 입장에서는 보장해줘야 할 액수가 매년 늘어나므로 부담이 커진다. 보험회사는 이윤을 추구하는 기업이기에, 애초에 국민 건강에 도움을 주고자 실손·실비보험이라는 상품을 개발했지만, 기업의 이윤을 위협하는 상황이 생기면 이를 피하려 한다.

그러다 보니 국내에서 매년 증가하는 하지정맥류 시장을 두고, 보험회사가 이를 견제하기 위한 방안을 찾는 것은 어찌 보면 당연하다. 이 책에서 모든 내용을 다 공개하기는 어렵지만, 실제로 보험회사의 이해관계를 위한 다양한 노력과 견제, 이를 악용한 일부 의료기관의 과잉 진료, 그리고 이를 정상화하려는 의사 단체 및 학회의 노력 등이 복잡하게 얽혀왔다. 우여곡절 끝에 현재 2025년까지는 법정 비급여로 분류되어 사보험 보장을 받고 있는 상황이다.

그러나 보험회사가 이윤을 포기하고 다른 목적을 우선시하기란 불가능하다. 그래서 사보험계에서 하지정맥류는 일종의 '뜨거운 감자'인 셈이다. 앞으로도 최대한 많은 환자가 양질의 치료를 받을 수 있도록 모두가 관심을 가지고 노력해야 할 것이다.

하지정맥류 수술비, 왜 병원마다 다를까?

하지정맥류 수술비용은 병원마다 차이가 크다. 앞서 말했듯이 하지정맥류 관련 치료 항목들은 비급여 항목인데, 비급여는 국가에서 정해주는 급여 항목처럼 금액이 전국적으로 동일하지 않고 의료기관별로 자율적으로 책정할 수 있기 때문이다.

그렇다면 적정한 하지정맥류 수술비용은 어느 정도일까? 정답은 없다. 진부한 표현 같지만 현실적으로, 서울 강남처럼 임대료가 높은 상권에서 고급스러운 인테리어와 시설을 갖춘 의료기관과, 지방의 상대적으로 임대료가 저렴한 상권에서 소박한 시설을 갖춘 의료기관의 수술비용이 같을 수는 없다.

또한 최신 장비와 고가의 소모품을 사용하는 의료기관과 그렇지 않은 의료기관의 비용 역시 다를 수밖에 없다. 대학병원에서 대장암 수술을 받는 경우를 예로 들어보자. 1인실을 이용하거나, 상처 봉합 과정에서 흉터를 최소화하기 위해 추가 재료를 사용하거나, 수술 후 영양제 수액을 맞는다면 환자마다 전체 비용이 달라질 것이다. 이러한 항목들은 모두 비급여 항목에 해당한다.

이는 음식점이나 소매점의 판매 가격이 상권에 따라 달라지는 것과도 비슷하다. 같은 종류의 음식이라도 들어가는 재료, 셰프의 유명세, 상권에 따라 고급 음식점과 대중적인 음식점의 가격이 당연히 다르듯, 의료비용도 이와 같은 논리로 차이가 난다.

다만 의료는 국민 건강과 직결된 항목이기에 모든 국민이 적절한 비용으로 양질의 진료를 받을 수 있어야 한다. 이는 국가 발전과 경쟁력 향상에도 큰 힘이 된다. 특히 필수적이고 응급도가 높은 진료일수록 부담 없이 이용할 수 있도록 하는 것이 의료 선진국의 조건일 것이다. 대한민국 K-의료가 지금까지 전 세계적으로 최고 수준을 유지해온 것은 분명 국가 경쟁력의 밑거름이 되었다고 할 수 있다.

앞서 말했듯이, 국민건강보험은 기본적이고 필수적인 진료 항목만 급여 항목으로 보장한다. 필수적이지 않거나 환자의 편의, 혹은 최신 치료를 위해 추가되는 항목들은 급여 항목으로 보장되지 않고 비급여 항목으로 분류된다. 국가가 급여 항목 전체 비용의 70~80%를 보장하기 때문에, 급여 항목의 수가를 높게 책정하면 국가 재정 지출이 급격히 증가한다. 따라서 국가는 급여 항목의 수가를 최대한 낮게 책정하려고 하고, 이로 인해 고질적인 저수가 문제가 발생한다.

결국 의료기관 입장에서는 급여 항목만으로는 정상적인 운영이나 경영이 점점 어려워진다. 국가도 이를 알기에, 저수가인 급여 항목만으로 의료기관이 수익을 내고 투자를 하기 힘들다는 점을 감안해 비급여 항목을 병행하고 있다. 그래서 실제 의료 과정에서는 급여 항목과 비급여 항목이 혼합되는 경우가 많다.

하지정맥류도 앞서 말했듯이 법정 비급여 항목이다. 따라서 수술비용은 의료기관에서 정하게 된다. 의료기관도 결국 자선단체가 아닌 사업체이고, 특히 개인 의원의 경우 경영과 이윤을 고려해야 하기에 인건비, 임대료, 광고비 등의 고정비를 감안하여 비급여 항목의 의료비용을 결정한다.

그러다 보니 일부 의료기관에서는 상대적으로 높은 수술 금액을 책정하기도 하고, 반대로 일부 의료기관에서는 낮은 금액을 책정하기도 한다. 비급여는 비싸든 싸든 법적으로 문제가 되지 않는다. 또한 시장 경제 논리에 따라, 비싸더라도 품질이 우수하다면 경쟁력을 가질 수 있고, 반대로 비싼데 품질이 좋지 않다면 경쟁력을 잃게 되므로 의료기관의 판단에 맡겨도 문제는 없다.

따라서 하지정맥류 수술비용이 상대적으로 과도하게 비싼 의료기관을 무조건 비난할 수는 없다. 비급여 항목이기에 의료기관에서 자율적으로 비용을 책정하는 것이기 때문이다.

다만 안타까운 경우는, 수술비가 비싼 의료기관에서 수술을 받은 후에 다른 의료기관의 비용을 알게 되고 후회하는 환자들이다. 사전에 충분히 알아보지 않고 "어차피 다 비슷하겠지"라는 생각으로 수백만 원 더 비싼 의료기관에서 무리하면서 수술을 받는 경우가 있다. 수천 원이나 수만 원 정도의 차이라면 큰 문제가 되지 않겠지만, 실제로는 수백만 원 차이가 나는 경우도 있다.

결론적으로 하지정맥류 수술비용은 법정 비급여라 국가 지원을 받을 수 없어 부담이 되지만, 개인 사보험을 통해 보장을 받을 수 있다. 또한 수술 방법도 워낙 다양하고 계속 발전하고 있어, 병원마다 수술비용에 차이가 크다. 그러므로 수술 전에는 반드시 잘 알아보고 신중히 결정하는 것이 좋다.

에필로그

환자가 원하는 치료, 의사가 배워가는 길

좋은 의사란 무엇일까? 똑똑하고 빈틈없이 완벽한 치료를 하는 의사? 아니면 공감력이 뛰어나 환자의 마음을 잘 치유하는 의사?

의과대학을 다니며 교수님들께 수련을 받을 때, 대학병원에서 진료를 할 때, 그리고 개원을 하고서도 한동안 나는 똑똑하고 빈틈없이 완벽한 치료를 하는 의사가 되는 것을 목표로 삼았다. "내 분야만큼은 세계 최고가 되자. 전 세계에서 수술을 가장 잘하는 사람이 되자."라는 생각으로 일했다.

물론 의사는 최고의 치료를 위해 좋은 처방과 훌륭한 수술 결과를 제공해야 한다. 환자에게 잘못된 처방을 내려서는 안 되고, 가장 최선의 진단을 내리며 교과서에 나와 있는 근거와 지식을 최대한 갖추어 치료해야 한다. "의사가 공부하지 않으면 범죄다"라고 배웠다.

그런데 미천하나마 경험이 쌓이고 다양한 환자들을 만나면서 생각이 변해갔다. 방금 말한 '좋은 치료'란 이미 정답이 있는, 최신의 가장 효과적이라고 밝혀진 근거 있는 치료를 해주는 것이다. 즉, 정해져 있는 치료를 얼마나 잘 실행하느냐가 관건이다. 그런데 내가 아무리 그런 좋은 치료를 해도, 정작 환자의 만족과는 다를 때가 많다는 것을 깨달았다.

의사가 생각하는 좋은 치료와 환자가 생각하는 좋은 치료, 다시 말해 환자가 원하는 치료는 다를 수 있다. 의사 입장에서는 수술이 깨끗하게 잘 되었고 재발 없이 마무리되었다고 생각했지만, 환자 입장에서는 예상보다 통증이 심했거나 작은 흉터가 유독 눈에 거슬린다면 그것은 불만족스러운 치료일 수 있다. 반대로, 의사 입장에서는 뭔가 아쉽고 덜해준 것 같아도, 환자가 불편감이 다 사라져 크게 만족한다면 그것이 환자에게는 더 좋은 치료일 수 있다.

특히 하지정맥류처럼 삶의 질과 연관된 양성 질환의 경우, 환자는 삶의 질 향상을 위해 치료를 받으러 온다. 그렇기에 환자가 체감할 만한 만족을 주는 것이 더욱 중요하다.

만약 중증 외상으로 수술을 받으러 온 환자라면 이야기가 다르다. 수술하지 않으면 생명이 위태롭기에, 의사가 정해진 치료를 그대로 시행하는 것이 중요하다. 설령 큰 흉터가 남거나 어쩔 수 없는 합병증이 생기더라도, 목숨을 구하기 위해서는 환자는 그것을 감내해야 한다. 이런 경우에는 최선의 치료가 이미 정해져 있는 것이다.

의사가 생각하는 좋은 치료와 좋은 의사, 그리고 환자가 생각하는 좋은 치료와 좋은 의사는 서로 다른 부분이 있다. 경험이 쌓이고 나이가 들수록, 나는 점점 환자가 원하는 치료가 무엇인지 더 고민하고, 그 마음에 공감하려 애쓰는 내 모습을 발견한다.

"원장님 얼굴만 봐도 나은 것 같아요. 병원에 올 때마다 기분이 참 좋아요."

진료 때마다 그렇게 말하며 환대를 해주시던 아주머니 환자가 있었다. 그 말을 듣고 한동안 당황했지만, 지금 이 글을 쓰면서 다시금 다짐하게 된다.

"진료실에서 더 친절하고, 더 따뜻하게 설명해드려야지."

아직 나는 좋은 의사가 되기 위해 갈 길이 멀다. 훌륭한 의사가 되기 위해서도 갈 길이 멀다. 하지만 그동안 하지정맥류 하나만큼은 누구보다 전문가가 되기 위해 열심히 달려왔다. 그래서 미천하고 보잘것없는 경험일지라도, 용기를 내어 이 책을 쓰게 되었다.

작지만 나의 삶과 생각이 대한민국 의료 발전에 조금이나마 보탬이 되기를 바란다. 그리고 이 책이 하지정맥류로 고생하거나 궁금해하는 분들에게 작은 도움이 되기를 진심으로 바란다.

마지막으로, 벼랑 끝에 서 있던 순간에도 견고한 지지를 주고 언제나 변함없는 묵묵한 사랑과 신뢰를 보여주는 사랑하는 나의 아내, 그리고 세상 그 무엇보다 소중하고 사랑스러운 나의 두 딸 그리고 나를 만들어 주시고 길러주신 부모님과 모든 가족들에게 이 책을 바친다.

하지 정맥류의 모든 것:
무거운 다리, 이제는 가볍게

초판 1쇄 발행 2025. 10. 29.
    2쇄 발행 2025. 11. 24.

지은이 박인수
펴낸이 김병호
펴낸곳 주식회사 바른북스

편집진행 황금주
디자인 김민지
마케팅 송송이 박수진 박하연

등록 2019년 4월 3일 제2019-000040호
주소 서울시 성동구 연무장5길 9-16, 301호 (성수동2가, 블루스톤타워)
대표전화 070-7857-9719 | **경영지원** 02-3409-9719 | **팩스** 070-7610-9820

•바른북스는 여러분의 다양한 아이디어와 원고 투고를 설레는 마음으로 기다리고 있습니다.

이메일 barunbooks21@naver.com | **원고투고** barunbooks21@naver.com
홈페이지 www.barunbooks.com | **공식 블로그** blog.naver.com/barunbooks7
공식 포스트 post.naver.com/barunbooks7 | **페이스북** facebook.com/barunbooks7

ⓒ 박인수, 2025
ISBN 979-11-7263-632-6 03510

•파본이나 잘못된 책은 구입하신 곳에서 교환해드립니다.
•이 책은 저작권법에 따라 보호를 받는 저작물이므로 무단전재 및 복제를 금지하며,
이 책 내용의 전부 및 일부를 이용하려면 반드시 저작권자와 도서출판 바른북스의 서면동의를 받아야 합니다.